苦痛を科学する

― ひとの苦しみを理解する話 ―

著 **西野 卓** 千葉大学名誉教授
公益財団法人 化学療法研究会
化学療法研究所附属病院院長

克誠堂出版

序　文

　"苦痛を和らげる""いのちを守る"それは医療の原点。それが私たち麻酔科医の仕事です。

　これは以前に私が所属していた千葉大学医学部附属病院麻酔・疼痛・緩和医療科のホームページ冒頭に掲載されているモットーである。私自身、これをモットーとして、40年間以上、診療や研究を続けてきた。苦痛を真剣に治療することを目的とした医療は現在では緩和医療と呼ばれているが、この医療の重要性が日本において強調され始めたのは、せいぜい30年前のことである。それ以前の医療現場では治療が優先され、命を救うためには当然それ相応の苦痛が伴うという信念があったように思われる。医学の歴史を見ると、ヒポクラテスの時代から麻薬を使用するような鎮痛法はあったようである。しかし、これが麻酔や緩和医療のように除痛を明確な目的とした医療として根づいたのは19世紀後半になってからである。言い換えると、有史以来ほんの100年前まで、先人は苦痛に対して科学的な機序を追究することも、機序に基づいた治療を行うこともなかったのである。私自身、緩和医療を勉強し、研究するきっかけとなったのは、教室の先輩であった故水口公信先生（千葉大学名誉教授）や平賀一陽先生（前国立がんセンター中央病院部長）が緩和医療の日本のパイオニアとして、がん性疼痛コントロールのためのモルヒネ徐放薬の普及に努めていたのを間近に見ていたからである。苦痛を単なる身体的感覚だけでなく、精神的、社会的、霊的な側面を持ちあわせている全人的苦痛（トータルペイン）として捉える視点が必要であることを知ったのもこのころである。

本書はいわゆる教科書ではなく、苦痛をトータルペインとして捉える本というような気持ちで執筆した。また、苦痛にはいわゆる痛みだけではなく、呼吸困難や痒み、疲労といったものまで広く取り上げることにした。基礎的な話や話題も取り上げたが、臨床の苦痛と関連する方向を失わないように書いたつもりである。

　本書の執筆に関して専門家の立場から助言してくれた化学療法研究所附属病院麻酔科部長の志賀俊哉先生と千葉大学医学研究院麻酔学教授の磯野史郎先生、さらに、本書出版のために尽力された克誠堂出版の土田明さんおよび関貴子さんに厚く御礼を申し上げたい。最後に、長い研究生活を支えてくれ、本書の原稿を専門家以外の立場から通読し助言をくれた妻・西野薫にあらためて感謝したい。

2015年10月吉日

西野　卓

目　次

プロローグ 1
　苦痛とは／2

I. 苦痛と拷問 5

　1. 拷問の歴史 5
　2. 日本における拷問 10
　3. 拷問の種類 13
　4. 特別な拷問器具と空想上の拷問 16
　　A. 鉄の処女／16
　　B. 親指締めつけ機／17
　　C. 頭蓋骨粉砕機／17
　　D. 苦悩の梨／18
　　E. スペインの蜘蛛／19
　　F. コウノトリ／20

II. 苦痛に対する脳の反応 23

　1. 心と脳 23
　2. 苦痛と快感 31
　3. 苦痛の修飾 34

III. 苦痛の認識 39

1. 感覚の種類と分類 39
2. 感覚系の特性 41
3. 感覚系の神経回路 43

IV. 苦痛発生の生理学的機序 47

1. 痛みの発生 47
    A. 痛みの受容器／47
    B. 体性痛／49
    C. 内臓痛／50
    D. 末梢レベルでの痛みの調節／52
    E. 中枢レベルでの痛みの調節／53
    F. 心の痛み／55
2. 呼吸困難の発生 57
    A. 呼吸困難発生に関与する受容器／59
        1）迷走神経受容器　2）化学受容器　3）胸壁（筋・腱）受容器
        4）上気道受容器
    B. 呼吸困難の発生機序と要因／62
        1）呼吸ドライブ亢進　2）呼吸抵抗負荷　3）呼吸筋筋力低下
        4）血液ガス悪化
    C. 呼吸困難感の質／64
    D. 呼吸困難の中枢機構／65
3. 悪心と嘔吐 65
    A. 悪心の受容器／65
    B. 嘔吐の発生／66

C. 悪心・嘔吐に伴う苦痛／67
4. 痒み 69
　　A. 痒みの発生機序／69
　　B. 痒みの苦痛／72
5. 便意と尿意 73
　　A. 便意・尿意の発生と排便・排尿の機序／73
　　B. 排便・排尿障害に伴う苦痛／76
6. 怠さ（全身倦怠感） 77
　　A. セロトニン説／79
　　B. アンモニア説／79
　　C. サイトカイン説／79
7. 眠気・不眠 80
　　A. 睡眠と覚醒／80
　　B. レム睡眠とノンレム睡眠／84
8. 空腹と渇き 84
　　A. 摂食行動の調節／85
　　B. 飲水行動の調節／87
9. 腹部膨満感 89

V. 苦痛の量的評価 91

1. 量的評価 91
2. 質的評価 93
3. 多元的評価 93
4. 苦痛負荷試験 94

VI． 苦痛の臨床 97

1． 痛み 97

A． 痛みの分類／97

1） 急性痛と慢性痛　2） 発生部位別による分類　3） 原因による分類

B． 痛みの診断／99

1） 問診　2） 検査

C． 部位別疼痛疾患／103

1） 頭痛　2） 顔面痛　3） 頸部・肩部痛　4） 胸部痛　5） 腹部痛
6） 背部・腰部痛　7） 下肢部痛　8） 陰部・肛門部
9） 複合性局所疼痛症候群　10） その他（全身痛）

D． 痛みの治療／115

1） 神経ブロック療法　2） 薬物療法　3） 外科的療法
4） 放射線療法　5） 理学療法　6） 心理療法

2． 呼吸困難 126

A． 呼吸困難の分類／126

B． 呼吸困難の検査と診断／128

1） 直接的評価法　2） 間接的評価法

C． 呼吸困難を引き起こす疾患／130

D． 呼吸困難の治療／130

1） 酸素療法　2） 薬物療法　3） 運動療法　4） 肺理学療法
5） 胸壁振動法　6） 人工補助呼吸

3． 悪心・嘔吐 134

A． 悪心・嘔吐の分類／134

1） 症状の現れ方による分類　2） 重症度（グレード）による分類
3） 療法の違いによる副作用分類

B． 悪心・嘔吐の治療／135

1） 原因・病因の治療　2） 薬物療法　3） 悪心・嘔吐時のケア

4. 全身倦怠感 137

　A. 全身倦怠感の評価／137

　　1）貧血　2）脱水・電解質異常　3）血糖値異常　4）感染症

　　5）肝不全　6）抑うつ　7）不眠　8）薬物

　B. 全身倦怠感の治療／138

　　1）原因疾患および増悪因子に対する治療　2）薬物療法

　　3）非薬物療法

5. 痒み 139

　A. 痒みを伴う疾患／139

　　1）蕁麻疹　2）アトピー性皮膚炎　3）接触性皮膚炎

　　4）脂漏性皮膚炎　5）多形滲出性紅斑　6）皮膚瘙痒症　7）乾癬

　　8）水虫・白癬症　9）疥癬

　B. 痒みの治療／142

　　1）皮膚保護と痒み対策　2）薬物療法

6. 尿失禁 144

　A. 尿失禁の分類／144

　　1）真性尿失禁　2）仮性尿失禁

　B. 尿失禁の検査／145

　C. 尿失禁の治療／146

7. 便失禁 147

　A. 便失禁の分類／147

　　1）腹圧性便失禁　2）切迫性便失禁　3）溢流性便失禁

　　4）機能性便失禁

　B. 便失禁の診断と検査／147

　C. 便失禁の対策／148

8. パニック障害 148

9. 心的外傷後ストレス障害 150

10. うつ病 153
11. 苦痛軽減のための緩和医療 154
　　A. 緩和医療の定義と目標／154
　　B. 緩和医療の歴史／155
　　C. 緩和医療の今後／157
12. 尊厳死と安楽死 159

エピローグ 167

索引 168

コラム一覧

ブリタニカ百科事典について ... 3
グァンタナモ米軍基地 ... 10
牢問と拷問 ... 11
身体拘束と人権 ... 13
架空の拷問道具 ... 20
パブロフの条件反射 ... 23
恐怖反応 ... 25
情動記憶の遺伝 ... 28
側坐核と嘘つきの関係 ... 32
広範性侵害抑制調節とは ... 36
順応について ... 42
跳躍伝導の仕組み ... 48
視床の役割 ... 50
肺伸展受容器について ... 59
末梢化学受容器の役割 ... 61
先天性無痛症と先天性無痛無汗症 ... 70
尿管カテーテルによる苦痛 ... 76
慢性疲労症候群について ... 78
オレキシンの働き ... 82

睡眠欲と断眠実験 ... 83
飲水行動と水中毒 ... 88
ボルグスケールについて ... 92
イグ・ノーベル賞を受賞した痛み評価の研究 ... 94
アロディニアとは ... 99
食道アカラシア ... 108
脊柱管狭窄の病態 ... 111
シェーグレン症候群 ... 114
慢性疼痛に対するオピオイド治療 ... 121
6分間歩行試験とシャトル・ウォーキング試験 ... 128
非侵襲的人工換気療法 ... 133
広場恐怖症について ... 149
フラッシュバック ... 152
ソンダースとホスピス運動 ... 155
三島事件 ... 160
鎮静と安楽死の違い ... 163
オランダにおける安楽死の実態 ... 164

プロローグ

　私は自分で言うのもなんだが、比較的健康な生活を送ってきた。しかし、これまでの人生で3回強烈な苦痛をもった経験がある。1回目の経験は高校2年生のときのオートバイ事故である。このときは小型のトラックの側面に衝突し、5〜6mは飛ばされ足に中等度の怪我をしたが、奇跡的に大怪我は免れた。しかし、事故直後の右足の痛みは今でも忘れられない。2回目の苦痛は'怠さ'である。ちょうど40歳になったころ、手術室での針刺し事故によって劇症肝炎になったのである。このときの怠さは言葉では言い表せない。肝炎も劇症化し、出血傾向も出てきた。寝返りをうつのも怠い、とにかく体が怠く、この怠さがなくなるのならば、命がなくなってもよいとすら思えた。3回目の苦痛は腹痛とその処置に付随する苦しみである。60歳を過ぎたころ、なんの前触れもなく、早朝突然腹痛が始まった。当日は朝からペインクリニックの外来で患者を診る予定があったので、なんとか病院に出勤し、外来の診察を始めたが、腹痛と冷や汗で診察を中断し、自分が患者として診察を受けることになった。結果は典型的なイレウス（腸閉塞）状態で即入院となった。処置としてイレウス管といわれるものを鼻から挿入することになったが、これが後で腹痛以上に苦しいことに気がついた。イレウス管は固く、鼻の粘膜が擦れるたびにひどく痛い。さらに、もっとつらいのが喉の部分である。口の中に管があるため、唾液が増えて唾を飲み込む回数が増えるのである。そのたびに喉が痛い。夜中も鼻の痛さと喉の痛さで眠れない状態となった。2日後に突然、腸が楽になった感があった。腸閉塞状態が改善したのである。その後腹痛がなくなり、すぐにイレウス管を抜いてくれと主治医にお願いした。最初渋っていた主治医も、わがままな患者に根負けしてイレウス管を抜いてくれた。その瞬

間、これが天国だというような幸せの実感があったのを今でも思い出す。学生時代に医療の原点は患者の苦痛を取り除くことだと習ったが、自分で苦痛を経験すると、この言葉ほど真実だと実感する言葉はないと思う。

苦痛とは

　苦痛という言葉に遭遇したとき、われわれはどのような状況を頭に浮かべるであろうか。ある人は痛みの程度が尋常でない強烈な痛みを思い浮かべるかもしれない。一方、別の人は痛みのなかでも特につらく身の置きどころのない泣きたくなるような痛みを思い浮かべるかもしれない。一般的に、苦痛には肉体的（身体的）なつらさと、精神的なつらさの両方が含まれていると考えられている。そもそも苦痛という言葉のうちで'苦'という言葉は、日本語では苦しい、苦々しい、煩わしいなど、物事に対して否定的な意味をもつ言葉として使われている。また、仏教では思いどおりにはならない苦しみという意味がある。一方、'痛'は感覚を中心とした言葉であるが、哲学や文学でもたびたび使われ、この場合は心のつらさを表す意味が中心となる。苦痛も痛みも英語ではペイン（pain）という言葉が当てはまり、ペインには身体的および精神的の両方が含まれている。世界疼痛学会の定義によれば、"ペインは不快な感覚性・情動性の体験であり、それには組織損傷を伴うものと、そのような損傷があるように表現されるものがある"とされている。さらに日本語の苦痛を英語の'distress'とすると、ブリタニカ百科事典（コラム1）ではdistressは"痛覚刺激などの不快刺激によって誘発される情動で，痛みの感覚そのものとは区別される。苦痛は，悲しみ，欲求不満，葛藤など各種の心理的原因によっても生じる"とされている。苦痛や痛みの同意語として'疼痛'という言葉もあるが、この場合は身体的により重点を置いた意味で使われることが多い。これらを総合すると、苦痛、痛み、疼痛は英語ではいずれもペイン（pain）で置き換えられるが、日本語では苦痛、痛み、疼痛の順で精神的色彩から身体

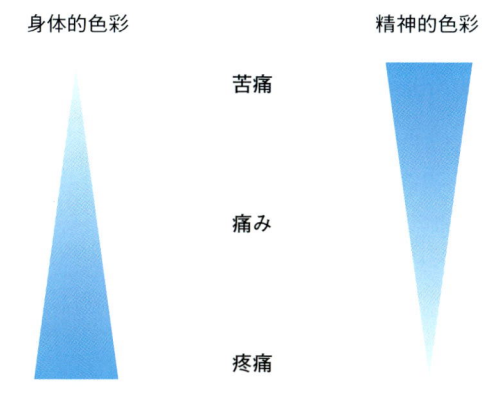

図1 苦痛、痛み、疼痛の関係

的色彩がより強まるようにも思える（図1）。さらに医学的見地に立った場合、苦痛は感覚であると同時に症状でもある。症状の裏にある病気を発見し、病気を克服することが医学の一つの目的である。また、治療できない病気が原因となっている場合は、症状をコントロールすることが治療の目標になる。

コラム 1　ブリタニカ百科事典について

　そもそも知らないことを知りたがるのは人間の本能と思われる。歴史的にみても人類は先人の知識を残された書物から理解し、その内容を発展させたり、新しい発見を書物に記したりすることで後人に伝えてきたのである。本格的な百科事典はフランス革命後に出版されたL'Encyclopédie（1751）が最初のものと思われる。わが国では江戸時代に寺島良安によって編集された和漢三才図会（1713年出版）という105巻にもおよぶ書物が存在し、天文学から魚の図鑑までが含まれた内容となっている。1768年から1771年にかけて、エディンバラで3巻の百科事典として発行されたブリタニカ百科事典（英：Encyclopædia Britannica）は、英語で書かれた最古の百科事典である。この書物の出版の背景には産業革命を生み出した英国の技術の進歩と国力の増大に伴う英語圏の拡大があるものと考えられる。収録された記事は時代とともに増えていき、知識人が書物を書く場合にブリタニカ百科事典を参考とすることは常識となった。一方、内容が時代遅れの古臭いものとなる批判があり、ブリタニカは1933年から百科事典としては初めて継続的な改訂が行われるようになった。パソコンやインターネットの発展により、2012年3月ブリタニカ社は、紙の書籍としての発行を取り止めオンライン版『ブリタニカ・オンライン』に注力すると発表した。2010年に32巻で印刷されたものが紙の書籍としては最後となった。現在、わが国で手に入るのは第15版の翻訳版であり、ブリタニカ国際大百科事典として発売されている。

I 苦痛と拷問

　苦痛を実感としてイメージする言葉でもっとも具体的な言葉は'拷問'ではないだろうか。拷問の英訳は'torture'であるが、その定義はブリタニカ国際大百科事典によれば、"拷問とは、強烈な肉体的あるいは精神的苦痛や苦悩を与えること、情報を得たり、告白を強いたり、あるいは罰として与える。通常、官史（警察官、役人などの公務員）や権力や権威を誇示する人によって実行される"とある。拷問の有効性は歴史的にみても（例えば、古くはアリストテレス、近世ではフランシス・ベーコンなどの哲学者によって）支持されているが、被害者の嘘を助長させる可能性がローマ時代の昔から指摘されていた。つまり、拷問のつらさから逃げるために、嘘をついたり、作り話をしたりして無実の他人などを巻き込むことも頻繁に起こったのである。拷問にも肉体的（身体的）な面と精神的な面の両方が含まれている。これは苦痛にその両方が含まれているから当然のことである。身体的な拷問と精神的な拷問のどちらがつらいかなどの比較はできない。例えば、信仰の強い人に、信仰に反するようなことを行うことを強いても、けっして迎合せずに死をもっても信仰を守る人がいることは自明のことである。わが国の歴史をみても、キリシタン禁令が布かれた江戸時代にキリスト教信者を見つけるために踏絵（図2）という手法がとられたことがあるのを聞いたことがあると思うが、これはいうならば精神的な拷問の一種である。

1. 拷問の歴史

　拷問の歴史は古く、古代の多くの王国で実行されていたと考えられてい

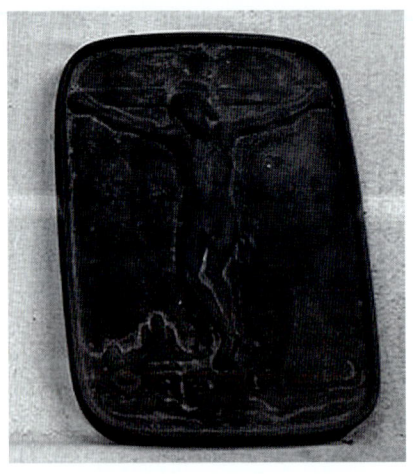

図2 踏絵
（ウィキペディアより、ファイル：Jesus on cross to step on.jpg）
This Wikipedia and Wikimedia Commons image is from the user Chris 73 and is freely available at http://commons.wikimedia.org/wiki/File:Jesus_on_cross_to_step_on.jpg under the creative commons cc-by-sa 3.0 license.

る。しかし、そのほとんどは刑罰として実行されたものであり、自白を強要する手段として利用されていたものではなかった。そのもっとも一般的な方法は磔（はりつけ）であり、アッシリア（現在のイラク北部）、ペルシャ（現在のイラン）、エジプト、ローマで利用されていた。古代ギリシャでは拷問および処刑のための装置さえ設計され作成されていた記録がある。紀元前6世紀ほど前にシチリア島アグリジェントの暴君ファラリスがアテナイ（アテネの古名）の芸術家・真鍮鋳物師であったペリロスに空洞の真鍮の雄牛（図3）を作るように命じた。これはファラリスが死刑に新たな手法を取り入れたいと考えていたからである。このファラリスの雄牛と呼ばれる装置の下で火を焚いて牛の胴体に押し入れた囚人たちをあぶり殺すとき、囚人たちの叫び声が猛る雄牛のようなうなり声となる仕組みになっていたのである。通常、火事などの焼死の場合は煙により意識を失うため、焼ける苦しみは少ないとされるが、ファラリスの雄牛の場合は内部に牛の口へと伝わ

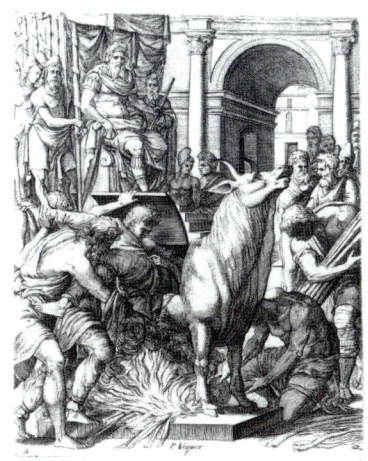

図3 ファラリスの雄牛
（ウィキペディアより、ファイル：Pierre Woeiriot Phalaris.jpg）

る真鍮の管が存在し、そこから呼吸が可能となっているため、意識を失うことなく青銅の伝導加熱により'焼け死ぬのを待つ'ということになる。さらに黄金色になるまで熱せられた真鍮は死体を宝石のような骨と変え、その後ブレスレットとして仕立てられたともいわれている。さて、わざわざ拷問用の道具を作らせたファラリスは、製作者であるペリロスに雄牛の中に入ってその作品の音響の効果を試せと命令した。この命令が残酷な罠だとは夢にも思わないペリロスは、言われたとおりに雄牛の中に入った。その瞬間、外から鍵が掛けられペリロスは雄牛の中に閉じ込められた。やがて、下から火が焚かれると、熱せられた雄牛の中からあぶられ悶え苦しむペリロスの叫び声が聞こえた。ファラリスは人の叫び声が雄牛のうなり声にそっくりになることを確認できたのである。ペリロスは自身が製作したこの雄牛の最初の犠牲者となってしまった。その因果応報として、のちにファラリス自身も、その王としての地位を奪われたとき、同じ方法で焼き殺され、最後の犠牲者になったと伝えられている。

　ローマでは紀元前より法律によって自白を目的とする拷問が認められて

いた。その適用対象は、初期には奴隷あるいは公民権を剥奪された人に対してだけであったが、後期には自由市民に対しても行われるようになった。一方、ローマ法では僧侶、14歳未満の子女、妊婦などは拷問を免除されていた。紀元前の時代までの拷問は犯罪に対する一種の刑罰、言い換えると、法的限界の中で法的矯正法としての手段として使われることが主であった。しかし、キリストの死後、キリスト教徒が信念を曲げず断固として自分の意見を主張するにつれて、拷問の方法や種類も巧妙化し、のちの宗教裁判の時代にその残虐性が絶頂に到達するのである。異端者の処刑が教会の権力下で行われるようになった宗教裁判は176代ローマ教皇であったインノケンティウス3世の治世時代（1198～1216年）に始まったといわれている。インノケンティウス3世は諸国の国王に対して異端者を迫害することを熱心に勧めたのである。1480年にスペインのフェルナンド5世が国民運動を興して糾問制を確立した。スペインの異端糾問こそは主要な拷問刑罰の元祖であったのである。拷問は宗教裁判のみならず刑事事件でも合法的に行われていた。中世における拷問の合法性は'自白と証拠による判決'という法の制度化と関連している。自白を得ることが重要になり、自白を得るための取調べの手段として拷問が使われるようになったのである。拷問が司法手続きの一部として法整備が行われると、拷問官と呼ばれる拷問を専門に行う公務員も誕生した。拷問官はその職業上人体生理・心理学の知識をもつため、医学的な相談を非公式に受けることもあった。処刑人と拷問官はまったく別の職業であり、処刑人が拷問を行うことはなかった。刑事事件や宗教裁判における拷問は1816年に拷問が廃止されるまで続いた。中世末には異端者に対する宗教裁判と同時に魔女狩りも行われた。これは悪魔と結託してキリスト教社会の破壊を企む背教者という新種の'魔女'の概念が15世紀に生まれ、16世紀後半から17世紀にかけて魔女熱狂とも大迫害時代とも呼ばれる魔女裁判の最盛期が到来したのである（図4）。

　現代では、歴史上の魔女狩りの事例の多くは社会不安から発生した集団

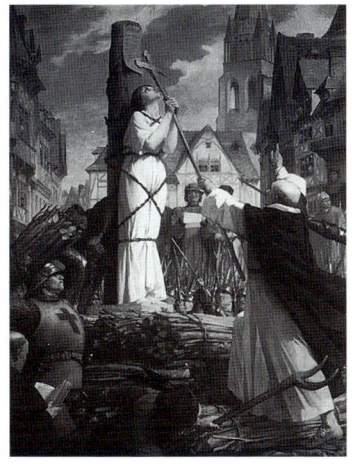

図4　火刑に処されるジャンヌ・ダルク
ジュール＝ウジェーヌ・ルヌヴー作。
（ウィキペディアより、ファイル：Joan of arc burning at stake.jpg）

ヒステリー現象であったとも考えられている。19世紀初期に名目上拷問は廃止されたが、犯罪や戦争という特殊な状況下ではもちろんのこと、通常の生活の中でも世界のどこかでは現代でも行われているのである。例えばイスラム法では不倫は重罪であり、公開で石打刑や鞭打刑が与えられ、その後処刑されることもまれではない。また、最近米国のCIAがグァンタナモ収容所で行った過酷な尋問や人権侵害（コラム2）は、人間に厳しい苦痛や苦悩を意図的に加える習慣が現在でも生き続けていることを示しているのである。しかし、混同しないように注意しなければならないのは、法律用語としての拷問はあくまでも刑事訴訟法に基づく取調べであって、刑法に基づく刑事罰ではないことである。そのため、ギロチンなどの処刑や刑事罰としての鞭打ちなどは拷問の範疇から外れるのである。つまり、前述したイスラム法での石打刑や鞭打刑は刑罰であって拷問ではない点に注意が必要である。

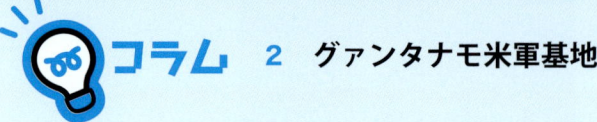
コラム 2　グァンタナモ米軍基地

　グァンタナモ米軍基地（Guantanamo Bay Naval Base）は、キューバ東南部のグァンタナモ湾に位置するアメリカ海軍の基地である。1903年以来、アメリカ合衆国が租借している。周囲が地雷原で脱走が不可能なうえ、マスメディアにも実態が見えない海外基地であり、さらにはキューバ国内でも米国内でもない。20世紀後半からキューバやハイチの難民を不法入国者として収容していたが、アメリカ同時多発テロ事件のあとの2002年に、当時の米ブッシュ政権は'テロとの戦い'の名目でアフガニスタンやイラクで拘束した人物を収容するためにこの基地に収容所を設けた。この収容所は国内法にも国際法にも縛られない収容所として使用された。バラク・オバマ大統領は、2008年の大統領選挙において、グァンタナモの収容施設を閉鎖すると公約した。しかし、共和党を中心とする議員の反対にあって頓挫している。

2. 日本における拷問

　拷問は、日本でも古代から存在していたと推測されるが、公式に制度化されたのは奈良時代、大宝律令が制定されてからである。この律令で罪に対する刑罰として五刑（笞、杖、徒、流、死）が定められていた。笞、杖はそれぞれ長さ、太さが違う棒による鞭打刑であり、徒は懲役刑、流は流刑、死は死刑を意味している。罪の容疑が濃厚で自白しない罪人に対しては、刑部省の役人の立ち会いのもとに拷問することが許されていた。その場合、使用する訊杖（じんじょう）と呼ばれる鞭についてはその長さや打つ回数まで細かく定められていた。また、訊杖は一般庶民の間では'しもと'と呼ばれ、万葉集の中にも出てくるくらい庶民には身近な存在であった。一方、皇族や役人などの特権者、16歳未満70歳以上の人、出産間近の女性に対

しては原則的には拷問は行われなかった。時代が進み、戦国時代から江戸時代にかけて拷問の種類は多様多彩となったが、8代将軍・徳川吉宗のもとで作成され、1742年に制定された公事方御定書では笞打（むちうち）・石抱・海老責（えびぜめ）・釣責（つりぜめ）の4つが自白を促すための手段として行われた。現代の見方からはこれらはすべて拷問といえるが、当時は笞打・石抱・海老責は'牢問（ろうどい）'、釣責は'拷問'というように区別して呼ばれた（コラム3）。これは、釣責はきわめて危険性の高い方法であり、'牢問'よりも厳しい要件を定める必要があったからである。したがって、釣責が行われるのは、殺人、放火など死罪となる重犯罪の被疑者に限られ、なおかつ共犯者の供述など十分な証拠によって犯罪が立証されていることが必須であった。さらに、釣責の実施を町役人が独自の判断で行うことは、法制度上では禁止されており、老中の許可が必要であった。

コラム 3　牢問と拷問

　牢問と拷問はともに本人からの自白を目的として肉体に苦痛を与えるものであるが、江戸時代にこれら2つは明確に区別されていた。本格的な拷問の前段階として、罪を認めない未決囚に最初に施されたのが牢問であり、これに含まれる笞打と石抱は牢屋敷の取調べ用の穿鑿所（せんさくしょ）で行われた。もともと牢問に含まれる海老責と本格的な拷問となる釣責は拷問蔵で行われた。笞打は鞭打であり、石抱は笞打に屈しない未決囚に施された。石抱を施す場合、囚人は後手に縛られたまま三角形の木を並べた台の上に正座させられ、腿の上に'伊豆石'と呼ばれる1枚12貫（44kg）もある平らな石を何枚も積み上げられた。海老責は下着だけにした囚人にあぐらをかかせ、後手に縛り上げ、両足首を結んだ縄を、股をくぐらせて背から首の前に掛け引いて顎と足首が密着するよう絞り上げるものである。その姿が海老の姿に似てお

> り、緊縛後全身が真っ赤に紅潮することから海老責と呼ばれるという説がある。この緊縛姿勢が3～4時間経過すると、全身の血行が停滞してきて、言いがたい苦痛に襲われるのである。釣責は、容疑者の両手に紙と藁を巻き、後ろ手に縛ってから縄を胸に回してもう一度縛り、高い場所から吊り下げる拷問である。足先は地面から三寸六分（約11cm）ほど浮いたという。縄が食い込み、その部分の壊死など不可逆な身体損傷が発生するためたいへん危険な拷問と考えられた。

　江戸時代から明治に変わっても拷問は続き、第二次世界大戦後までの間にも警察では拷問は平然と行われていたようである。特に思想や政治的な問題から拷問の犠牲者となるものは多く、作家や雑誌編集者などで拷問され獄死したものもいる。日本敗戦後のGHQ統治下でも警察による拷問による自白強要が行われていた時期があるが、現在の日本においては逮捕後の拷問による自白は証拠とはされず、日本国憲法の第36条や第38条第2項においても拷問の禁止が明文化されており、拷問を行った公務員は特別公務員暴行陵虐罪で逮捕される。しかし、それにもかかわらず警察による拷問同然の過酷な取調べがあることが指摘されている。現在では肉体的な拷問は行われていないと思われるが、精神的な拷問に関しては絶対的に行われていないとは言えない面もある。これは日本においては自白が裁判での重要な判断材料になっているからである。比較的最近の事件で志布志事件と呼ばれる事件があった。これは2003年の鹿児島県議会議員選挙に関連して、当選した議員の陣営関係者が公職選挙法違反容疑で逮捕された事件である。この事件の問題は取調べが密室で行われ、自白の強要があったことである。特に取調べの中で、踏み絵ならぬ'踏み字'を強要したことは現代でも精神的拷問が存在することを示している。この事件で自白を強要した元警部補に対しは懲役10カ月・執行猶予3年の有罪判決が確定した。精神的拷問は警察の取調べ室だけの問題ではない。悪質なクレーマーがしば

しばマスコミを賑わす土下座強要などは巷で起きている日本人にだけ通用する精神的拷問であろう。この場合、クレーマーは相手側の些細な落ち度や欠点などを介して相手より優位な立場となり、無理難題を押しつけ、一方的な解決を迫るのである。

3. 拷問の種類

　すでに述べたように、拷問には精神的な拷問と身体的な拷問がある。ここでは主に身体的な拷問の種類について述べたい。まず身体的拷問には暴行と拘束の2つがある。暴行は鞭打、水責、指締め、火責、焼きゴテ、など肉体の一部・全体・内外を破壊損傷させることで苦痛を発現させるやり方である。また、必ずしも肉体の損傷を伴わない方法で暴行を行うことも可能である。例えば、電気ショックなどで電気的に痛覚を刺激する方法がこれに当たる。一方、拘束は肉体の一部または全体の自由を奪うことで苦痛を与えるやり方であり（コラム4）、手枷、足枷、首枷、拘束ベルト、拘束衣、などが使用される。しかし、拘束もやり方次第で暴行にもなり、これらの区別はあまり意味のあることではないかもしれない。

コラム　4　身体拘束と人権

　病院における身体拘束は賛否両論あり、難しい問題である。特に最近は認知症などを合併する高齢者が一般病棟に入院することが多くなり、身体拘束をやむをえないとする側とこれを否定する側の対立が顕著になっている。これは単に病院側と患者側という対立だけではなく、病院の中でもこれを擁護する側と否定する側がいるのである。身体拘束をやむをえないとする側の主張は点滴ラインや尿バルーンカテーテ

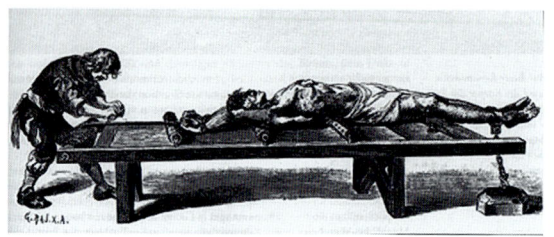

図5　張付台画像
（ウィキペディアより、ファイル：Streckbett.jpg）

ルを引き抜くなど治療上の問題行動、あるいは病室の徘徊など事故の危険性がある問題行動に対処する必要があるという点であり、これを否定する側の主張は身体機能の一層の低下、治療への抵抗や医療者への不信にもつながり、治療の継続をさらに難しくする悪循環に陥る危険があり、拘束される者にとっては人権侵害であり、尊厳を踏みにじられる行為であるとする点である。名古屋で起きた高齢女性に対して病院が行った身体拘束は違法であるとして争われた訴訟では、2010年に最高裁が医療の現場においても拘束は必要最低限である必要があるという点を確認したことから病院側の主張が通ったが、その後、身体拘束をしなかったため患者が死亡したという患者家族からの訴えがあった別の裁判もあり、問題解決はそう簡単ではない。いずれにせよ、病院側には身体拘束に関しては、緊急上やむをえず、一定時間などにおいて最小限度の身体拘束を行うという趣旨の同意書を得ることは最低条件として必要である。

　歴史上、もっとも広く用いられた拷問器具は鞭と張付台（ラック）（図5）であろう。鞭打は世界中で使用された拷問方法で東洋では笞刑（ちけい）と呼ばれている。現在でもシンガポール、マレーシア、イスラム諸国などで行われている。鞭打刑の対象になるのは国によってさまざまであるが、主として窃盗、秤のごまかしなどの軽罪の犯人である。鞭は短い棒切れの

I　苦痛と拷問　15

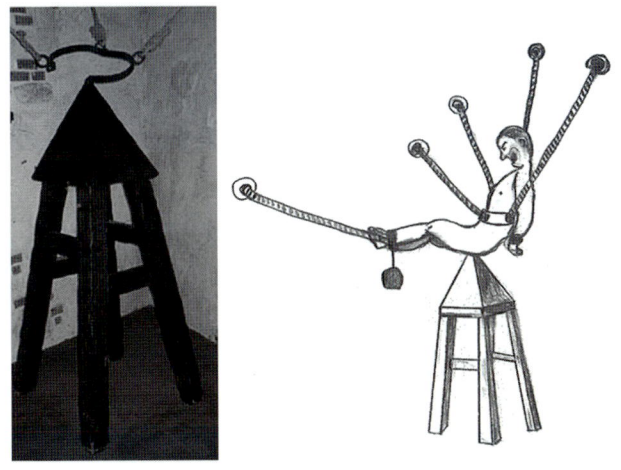

図6　ユダの揺りかご
（木製椅子画像はウィキペディアより、ファイル：Fomfr judas cradle.jpg）

ようなものから、革紐に骨のこぶを付けたようなものまで千差万別である。張付台はローマ人がよく使用した道具であり、拘束すると同時に手足を強烈に引っ張って苦痛を与えるものである。

　宗教裁判でたびたび用いられた拷問の方法で'不眠責め'と呼ばれた方法がある。必要な告白が得られるまで囚人を眠らせないのである。監獄に閉じ込めた囚人を絶えず看守を交替して見張らせ、少しでも眠そうな様子があれば、荒々しくこづいたり、揺さぶったりして眠らせないのである。囚人はこの拷問でしばしば発狂したといわれている。不眠責めの極めは'ユダの揺りかご'と呼ばれるもので、'眠ることの許されない残酷な揺りかご'である（図6）。受刑者は恥辱と激痛によって絶望の淵へと突き落とされ、'永遠の眠り'だけが絶望の淵から解放される手段であった。ユダの揺りかごには多様な形態があるが、用意する道具は、ユダの椅子と呼ばれる先端をとがらせた木製の台、縄、重し、そして受刑者である。使用方

法は以下のとおりである。まず受刑者を裸にし、その胸に鉄のベルトを絞めつける。次にベルトから伸びる何本かのロープを四方から引っぱり上げて、受刑者を宙づり状態にする。さらに、受刑者の足を開き、両足首を固定して、重りをつける。そしてロープを徐々に緩めていき、局所や肛門部をユダの椅子のとがった部分に乗せるのである。時間が経過すると自らの重みで受刑者の身体が引き裂かれていくが、すぐには絶命することはできない。受刑者は長時間いつ終わるともしれない苦痛のなかで悶絶することだけが許されたのである。受刑人の意識が薄くなってくると、処刑人は熱した焼きゴテや鞭で受刑人の身体を打ち、さらに水をかけたりなどして、絶え間なく苦痛を意識させられる工夫がなされていた。

4. 特別な拷問器具と空想上の拷問

　古代からさまざまの拷問具が考案され使用されたが、前述のファラリスの雄牛以外の代表的な拷問具について少し述べる。これらの中には処刑具をかねるものもある（コラム5）。

A 鉄の処女 （図7）

　高さ2メートルほどで外見は女性の形をし、人を立ったまま閉じ込めることのできる中が空洞となっている容器である。木製のものがほとんどであるが分厚く作られており、扉が閉まると暗闇の密室に閉じ込められる状態となる。どんなに叫んでも外に声が漏れないような構造になっていた。容器の扉は観音開きのように左右に開くようになっており、扉の内側には多くの釘が取りつけられている。罪人は中に閉じ込められ、扉が閉められると全身に釘が刺されるが、即死しないような仕組みになっており、罪人は長時間、想像を超えた苦痛を強いられることになる。罪人が死亡したのちには、死体がそのまま下に落ちるような'落し扉構造'があったといわ

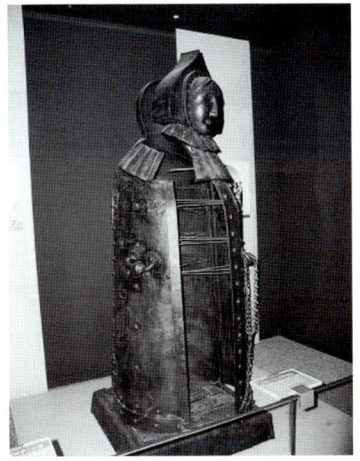

図7 鉄の処女（模造品）
明治大学博物館所蔵。
（ウィキペディアより、ファイル：The exhibit of Meiji University Museum.jpg）

れている。

B 親指締めつけ機（図8）

　足あるいは手の親指を内側に突起のある2枚の横木板の間に入れ、ネジを締めあげることで持続的な痛みを発生させる装置である。指は1本でも複数でも痛めつけることができる。1769年にオーストリア女帝マリア・テレジアが発布した'テレジア刑法'に定める設計方法に従って作成されている。

C 頭蓋骨粉砕機（図9）

　罪人のあごを台の上に載せ、ネジを回して頭部を圧迫していく。頭蓋骨が砕かれる前に下あごが粉砕される。ネジをゆっくり回せば長時間にわたり苦痛を与えることができる。

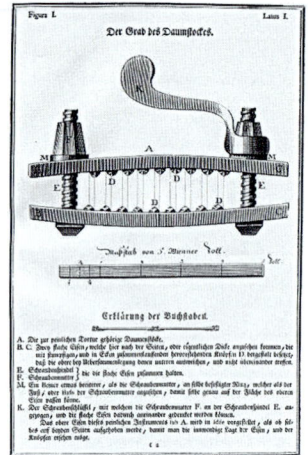

図8 親指締めつけ機
（ウィキペディアより、ファイル：Theresiana-Daumenstock.jpg）

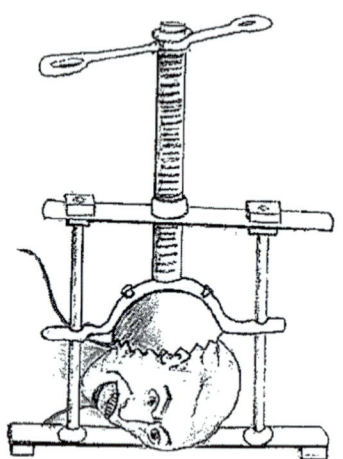

図9 頭蓋骨粉砕機

D 苦悩の梨（図10）

口、肛門、膣内に挿入し、内部から器官を拡張することで苦痛を与えた

Ⅰ　苦痛と拷問　19

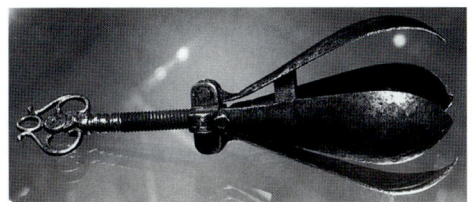

図10　苦悩の梨
オーストリア、ホーエンザルツブルク城塞内城砦博物館所蔵。Klaus D. Peter 2008 年 6 月撮影。
（ウィキペディアより、ファイル：Oral pear.jpg）

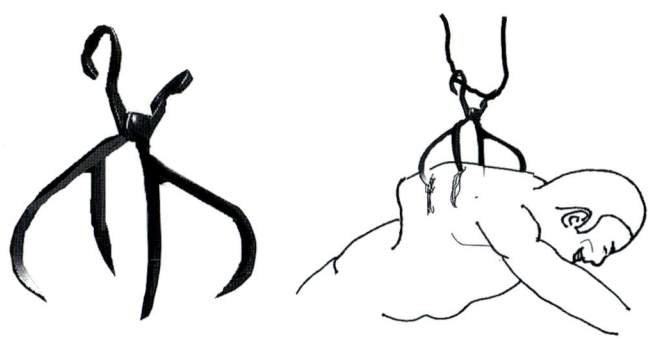

図11　スペインの蜘蛛
魔女の蜘蛛とも呼ばれる拷問器具。身体のどの部分にでも引っかけることができ、ロープで犠牲者を釣り上げることもできた。

器具である。片側の先端部分のみが拡張するようにできており、外側からは加えられた拷問の跡が見えないようになっていた。口、肛門用は男性に、膣用は魔女狩りの対象となった女性に使われた。

E スペインの蜘蛛 (図11)

　魔女の蜘蛛とも呼ばれている。4本の長い鉤爪が連結され、はさみのような形になっており、尻、乳房、腹、背中、頭など身体のいずれかの部分を引っかけることができる。高温に焼いて使われることもあった。

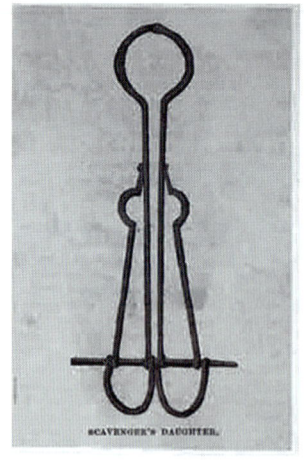 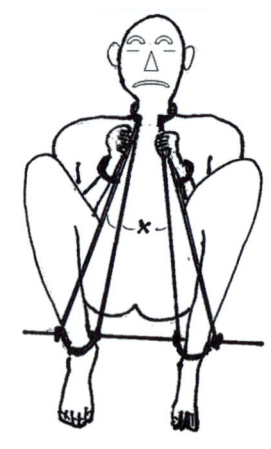

図12 コウノトリ
ハゲタカの娘とも呼ばれる拘束器具。イギリスロンドン塔に存在するものとその使用方法。

F コウノトリ（図12）

　見かけからコウノトリと名前がついたと考えられるこの道具は別名ハゲタカの娘とも呼ばれている。首に鉄輪をはめ、手首と足首を同時に固定することで犠牲者をまったく動けなくし苦痛を科すものである。かなり残酷な道具で、短時間に肉体的、精神的苦痛が蓄積し、最後には痙攣状態を引き起こすといわれている。

コラム　5　架空の拷問道具

　拷問そのものがセンセーショナルな話題であるため、拷問道具のなかには実際に使用されたのかどうかが疑問となっているものもある。例えば、ドイツのニュールンベルグにあった鉄の処女の現物は1944年の空襲で消失しているが、これは19世紀に伝説に基づき作成された模

造品と考えられている。鉄の処女は、その器具の完成度と残虐性が際立っているため、特に注目を浴びる拷問道具であるが、中世に作成されたというわりには使用に関する史料がきわめて少ないのが現実である。その史料に関する大半の文献は19世紀に書かれたものである。19世紀のヨーロッパはロマン主義の全盛時代であり、文献そのものがロマン主義思想や架空の話に影響された可能性がある。したがって、鉄の処女は19世紀の作家などが架空の拷問をあたかも実在したかのように著作物に登場させた可能性もある。さらに、19世紀初期に拷問が全面禁止されたのちに貴族や裕福な商人の間で拷問道具を収集することが流行したが、これに便乗して、愛好家の喜ぶような独創的な拷問道具を独自に作成したり、作成した架空の拷問道具を中世時代にまるで実際に使われていたかのようなふれこみで販売したりする業者まで現れたといわれている。現在、拷問として伝承されている物のなかには実在しなかった空想上の拷問も数多いと考えられる。

参考文献

ジョン・スウェイン原著. 大場正史著. 西洋拷問刑罰史（新装版）. 東京：雄山閣；2004.

川端　博監修. 拷問の歴史：ヨーロッパ中世犯罪博物館. 東京：河出書房新社；1997.

James MacDonalds. Medieval Torture. Medieval warfare homepage. http：//www.medievalwarfare.info/torture.htm

II 苦痛に対する脳の反応

1. 心と脳

　近年、脳科学研究の発展により、心と脳の関係は少しずつ明らかになってきたが、哲学的な意味の心と脳の関係については不明な点が多い。しかし、"心は脳の活動の産物である"あるいは"脳が心をつくる"ということを疑う人は少ないと思う。苦痛と関連した心と脳の障害といえば、後述するパニック障害や心的外傷後ストレス障害（post-traumatic stress disorder：PTSD）などの言葉を頭に浮かべる人は多いであろう。何か大きな悲しい出来事があれば、その経験は長く心に残るのである。動物実験では恐怖や不安がどのように心に残るか、すなわち恐怖や不安に対する記憶が脳でどのように蓄積されるかが研究されている。例えば、ネズミに恐怖感や不安を煽るようなストレス（強化刺激）を繰り返し与える恐怖条件付けという実験手法がある。これは、われわれが中学生か高校生の理科の授業で習うパブロフの条件反射（コラム6）の実験方法を基本としたものである。

コラム 6　パブロフの条件反射

　パブロフは、犬の頬に手術で管を通し、この管を介して唾液の分泌量を測定できるような実験設定をした。そしてまず、犬にベルを鳴らしてからエサを与えることを繰り返すと、やがてベルを鳴らしただけで犬が大量の唾液を出すようになったのである。次に、エサを与えずベルを鳴らし続けると、次第に唾液分泌の反応は弱まりやがて消えて

> いくが、数日後同様のベルを鳴らす実験をすると犬は再び唾液を分泌するのである。パブロフは当初この現象を精神反射と呼んでいたが、その後条件反射と呼ぶようになった。これが、一般的に'パブロフの犬'としてよく知られる実験である。この現象に気づいたパブロフは、その後実験を重ね、条件反射の研究を行なった。通常反射と呼ばれるのは無条件反射であり、これはその種が先天的にもっている反射行動である。これに対し、経験などで後天的に獲得された反射行動が条件反射（conditioned reflex）である。現在では先天的な反射にかぎらずさまざまな行動が研究されているため、心理学では条件反応（conditioned response）というのが普通である。

　恐怖条件付けの実際の方法としては、ネズミに音や光などの条件刺激を与え、それに引き続いて足への電気ショックを強化刺激として与えるのである。このような電気ショックを1日数回続けると、数日後ネズミは、学習効果で条件刺激が与えられるだけで、電気ショックが来ることを恐れてすくみあがる現象、すなわちフリーズィングという反応（freezing behavior）を示すようになる。これはヒトでは恐怖に凍りついた状態と考えられ、ちょうどムンクの叫びという絵画（図13）に表されているような心の状態である。同時に大脳皮質は思考を一時中断し個々の記憶をめくり、目の前の非常事態に関連する知識を引き出そうとする。また同時に、恐怖反応としての自律神経系や内分泌系の変化も発生する（コラム7）。これらの反応が常に出現するということは恐怖が記憶されたことを意味している。

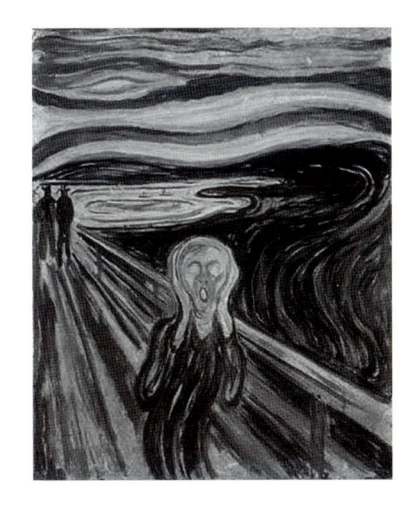

図13 エドヴァルド・ムンク作、叫び（テンペラ画）
（ウィキペディアより、ファイル：The Scream2.jpg）

コラム 7 恐怖反応

　恐怖があると体は無意識のうちに攻撃態勢をとるようになる。まず、扁桃体での情動に関わる情報の処理結果が視床下部・脳幹部へ伝えられ、交感神経系は刺激され副交感神経系は抑制される。その結果、心臓の拍動が早くなり、血管は収縮し、血圧は上昇し、骨間筋内の血流も上昇する。同時に瞳孔は大きく開き、消化器活動は低下する。これで闘争状態の準備が整ったことになる。さらに、視床下部からは副腎皮質刺激ホルモン放出ホルモン（corticotropin releasing hormone：CRH）が分泌され、これによって脳下垂体部から副腎皮質刺激ホルモン（adrenocorticotropic hormone：ACTH）が分泌され、血流に乗って副腎でアドレナリン・ノルアドレナリンなどカテコールアミンと呼ばれるホルモンを分泌することになる。これらのホルモンは闘争状態をさらに高める働きをもっている。

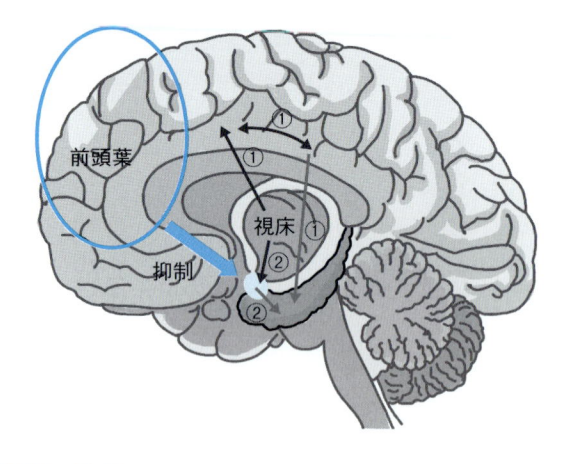

図14 恐怖記憶の形成
①：視床から大脳皮質を介して海馬に至る経路
②：視床から扁桃体を介して海馬に至る経路
また、前頭葉には扁桃体を制御する役割がある。

　それではどのようにして、この恐怖の記憶が形成されるのであろうか。まず、光や音の条件刺激が、次いで電気ショック刺激が与えられると、これらの感覚刺激は視床といって脳の中心部にあり、視覚、聴覚、体性感覚などの感覚入力を大脳新皮質へ中継する重要な役割を担う部位に到達する。その後、刺激情報は2つの経路に分けられて脳内に伝達される。一部は大脳皮質に送られ、分析をされたのち、海馬と呼ばれる大脳辺縁系の一部をなす部位に送られて記憶となる。もう一部は扁桃体に送られる。扁桃体は大脳皮質と視床下部の中間に位置する神経細胞の集団であり、生体の生存にとって有利か不利かなどの評価、価値判断が行われる場所であり、攻撃性や恐怖に関与している（図14）。
　ネズミが危険な状況下に置かれた場合、扁桃体からの情報の内容によってはフリーズィング反応ではなく、攻撃反応が表に出現する可能性もある。また、扁桃体での情報処理の結果は脳幹部に伝えられる。さらに、扁桃体は緊急信号を身体の各部に送ると同時に、扁桃体の横にある海馬にも信号を送り、長期記憶にも大きな影響を与える。扁桃体は恐怖の中心ともいわ

れている。"窮鼠猫をかむ"という諺があるが、これはまさに扁桃体の働きを表している。猫に追い詰められたネズミの恐怖心が爆発して、すくみあがり反応が突然攻撃行動に変化するのである。通常、このような爆発的な行動は大脳皮質の前頭葉によって制御されているとされている。つまり、恐怖や不安が原因で暴走を始めた扁桃体に前頭葉がブレーキをかけて制御するのである（図14）。この扁桃体と前頭葉の関係はヒトの精神活動にも当てはまる。よく巷で"あの人は切れやすい"というようなことを聞くが、これは扁桃体が暴走して、ブレーキが利かなくなった状態と考えられる。パニック障害も同様に扁桃体を前頭葉が制御できなくなり発症すると考えられる。また、最近の研究によれば、うつ病者の脳も、恐怖や不安を感じる扁桃体が暴走し脳全体のバランスが崩れた状態とのことである。

　最近の分子生物学の進歩により、恐怖記憶の形成に関して、アクチビンという脳内タンパク質の一種の活性が重要であることが富山大学のグループによって明らかにされた。このグループの研究によれば、記憶は、学習–獲得–保持–想起という過程を経て形成され、恐怖記憶を形成することは'恐怖記憶固定化'と呼ばれている。ここで、想起とは、記憶の基本的過程の一つであり、保持している情報を適切なタイミングと場所で'思い出す'過程のことを指す。一度形成された記憶は想起に伴って不安定化するが、その後、条件刺激に短時間再曝露されることによって、'再固定化'と呼ばれる過程を経て強固になっていくことが見い出されている。逆に、恐怖が発生しない状態で繰り返し条件刺激を与えると'消去学習'というプロセスを経ることで恐怖記憶が弱くなる現象も知られている。記憶の再固定化が起きる実験条件下では、いったん強固に形成された恐怖記憶でも、想起時に脳内アクチビンを阻害すると、その後、恐怖記憶が減弱すること、また消去学習が起きる実験条件下では、想起時に脳内アクチビン量を増やすと、消去学習が抑制され、いったん形成された恐怖記憶が消去されにくくなる結果が得られ、脳内アクチビンは恐怖記憶の再固定化と消去学習の

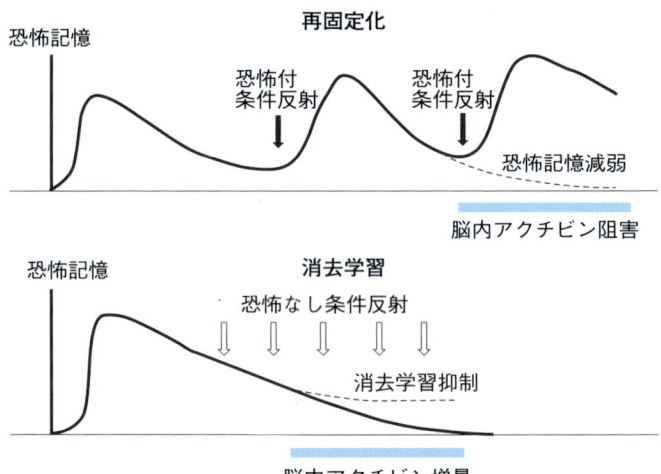

図15 恐怖記憶と脳内アクチビンの変動

両方を制御していることが明らかにされた（図15）。

　恐怖や不安が発生したとき、あるいは怪我をしたときや病気になったときの苦痛といった情動に関連した記憶（情動記憶）（コラム8）は、扁桃体を中心にして大脳辺縁系に記憶される。このような情動記憶は危険性を認識し、それを避けるように行動するうえで重要な役割をしている。

　例えば、腐った食べ物はいやな匂いがして、見ただけで嫌悪感が発生することがある。嫌悪感があればこそ、腐った食べ物をあえて口にはしないのである。

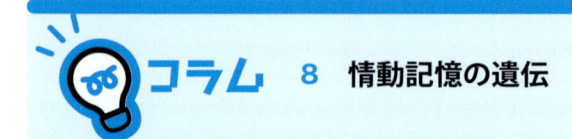

コラム 8　情動記憶の遺伝

　情動記憶は遺伝されるものなのであろうか。この問題にはエモリー

大学のRessler博士らが取り組んだ。Ressler博士らの研究は以下のようなものである。まず、マウスに香料の一つであるアセトフェノンの匂いを嗅がせたときに電気ショックを何度か与えることで、その匂いを嗅ぐだけで電気ショックに身構えるようにする。その後彼らはオスのマウスの子供に匂いを嗅がせる実験を行ったところ、アセトフェノンを一度も嗅いだことのない子供なのに、電気ショックに身構える姿勢をとった。そしてこの現象は、最初に記憶を植えつけられたマウスの孫でも同様にみられた。すなわち、マウスに恐怖の記憶を植えつけることで、それが遺伝したのである。Ressler博士らの研究によってマウスの記憶した匂いと危険性の関係は少なくとも2世代は受け継がれることがわかった。またこの遺伝は、精子細胞内で後天的に発生するDNAの修飾によって起こっている可能性が示された。われわれ人間が持ち合わせているヘビやワニなどの爬虫類に対する恐怖感も遺伝する情動記憶として本能の一部になっている可能性がある。

　それでは扁桃体が損傷を受けると恐怖反応はなくなるのであろうか。古典的な野生のサルに行われた実験の結果は、手術前攻撃的であったサルの性格が、術後は大人しくなり、人間に従順になり、顔や音声からは恐れや怒りの表情が消えたと報告されている。これらの結果から、扁桃体の損傷は恐怖を軽減するものと考えられる。局所性両側扁桃体損傷で扁桃体が機能しなくなったヒトの研究でも同様の結果が得られている。この研究はアイオワ大学の研究者によって行われ、扁桃体を損傷した44歳の女性にありとあらゆる恐怖となりそうなものを体験させ、その反応を観察したものである。この女性は'幸せ'や'悲しみ'といった恐怖以外の感情は脳に損傷がない人と同じように感じることができるが、恐怖だけは何をしても感じなかったのである。この女性のように、恐怖をまったく感じないヒトはPTSDになりにくいと考えられる。しかし、生きていくためにそれが特別有利になるともいえない。なぜならば恐怖は、危険を回避し命を守るため

の、人間にとってもっとも重要な感情の一つであり、この感情があるからこそ人類は今まで存続してきたといっても過言ではないからである。

　恐怖などのストレス状態が長時間持続すると、脳内にさまざまな変化が出てくる。例えば扁桃体は視床下部-脳下垂体を介してストレスホルモンを分泌させるように働くが、ストレスが長期に及ぶと、過剰なストレスホルモンは神経細胞に障害を与え、特に前頭前野、海馬と扁桃体に傷をつけるようになる。実際、虐待や戦争などによってPTSDを負った人の脳を磁気共鳴画像（magnetic resonance imaging：MRI）で撮影すると、トラウマを負ったことのない人に比べて平均で1割ほど海馬が縮小し、扁桃体にも損傷があることが確認されている。このようなヒトでは当然ながら脳の機能低下、認知機能低下が予想される。脳の機能低下や認知機能低下が発生すると、しばしば幻覚や幻聴を伴うことが知られている。それでは幻覚や幻聴はどのようにして発生するのであろうか。末梢受容器から、目から、あるいは耳からの情報は視床に伝えられ、その後その情報は扁桃体、海馬、大脳皮質に流れるのが通常の形であるが、脳の機能低下によってその流れが逆になる場合がある。扁桃体より下部から視床に向かって逆向きの入力があると、実際には目には見えていないあるいは聞こえていない情報が扁桃体を介して視床に伝えられ、これが映像や音として再現され前頭葉に伝えられる。その結果、実際には存在しない視覚や聴覚の感覚があたかも現実の感覚として脳が捉えるのである。これが幻覚、幻聴である。幻覚・幻聴はPTSDや認知症、統合失調症などの疾患をもつ患者に認められるだけではなく、正常な人でも発生することがある。つまり、脳が誤作動すれば、誰にでも発生するのである。最近の脳画像診断の進歩で脳の機能低下が目で見えるようになってきた。これに関連して、最近話題になっていることの一つに苦痛分子の発見がある。これはコルチコトロピン放出因子1（cortico-tropin-releasing factor 1：CRF_1）と呼ばれるタンパク質で、下垂体から分泌されるとストレスや不安を引き起こす作用をもっていると考えられている。

これまではストレスという目に見えない力が下垂体に働いてストレスホルモン分泌を促すと考えられてきたが、苦痛分子の出現でストレスが目に見えてくる可能性もある。

2. 苦痛と快感

　苦痛と快感は相反する感覚と考えられているが、世の中には痛みに快感を覚える人がいるのである。このような人たちを巷ではマゾヒストと呼んでいる。マゾヒストとは、ウィキペディアによれば、肉体的精神的苦痛を与えられたり、羞恥心や屈辱感を誘導されることによって性的快感を味わったり、そのような状況に自分が立たされることを想像することで性的興奮を得る性的嗜好の一つのタイプであるとされている。しかし、マゾヒストだけが痛みに快感を覚えるというわけではない。多くの人が"つらい、だけど止められない"という状況に陥ることがあるであろう。例えば、タイ料理やインド料理で汗が出るほど辛い食べ物を好んで食べる人もいるし、マラソンのようにつらく激しい運動を好んで行う人もいる。言い換えれば、体を痛めつけることに快感を覚えているのである。このような現象の一部は最近では脳内麻薬という言葉で説明されている。つまり、肉体的苦痛時には脳内でエンケファリンやエンドルフィンと呼ばれるモルヒネに似た物質が分泌され、これが苦痛の緩和や多幸感をもたらすと考えられている。ジョギングを始めると止められなくなる中毒状態をアルコール中毒（alcoholic）になぞらえてジョグホリック（jogholic）と呼ぶことがあるが、これは脳内麻薬がジョギング中に分泌されることに関係しているといわれている。比較的最近、マサチューセッツ総合病院のBorsook博士たちは、人が快感を覚えたときに反応する側坐核（コラム9）という脳の部分が、痛みを感じたときに、痛みに先んじて反応することを発見した。この事実は、苦痛と快感の間には明らかに共通関連したものがあることを示している。

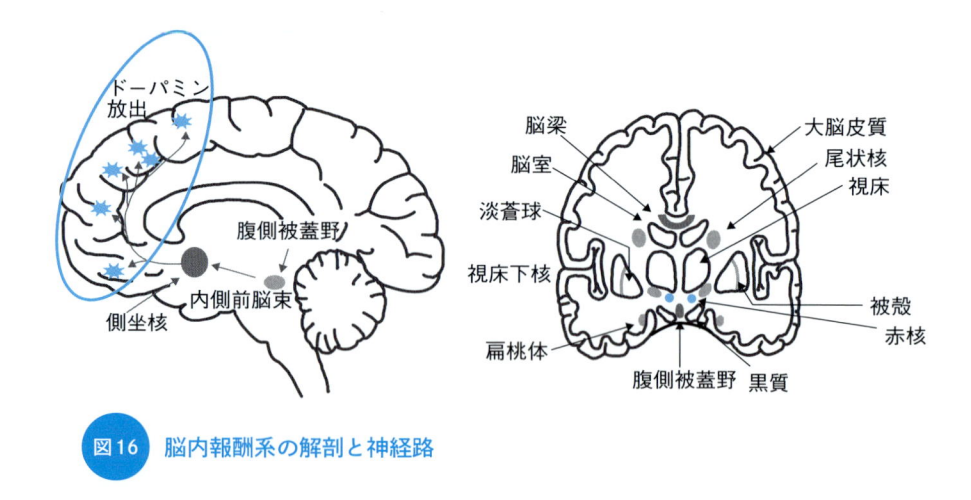

図16 脳内報酬系の解剖と神経路

コラム 9 側坐核と嘘つきの関係

　京都大学とハーバード大学の共同研究グループは、アメリカ人男女28人にコインの表裏を予測して当てさせる報酬付きゲームを行わせ、ゲーム中の被験者の脳活動変化と正直さ・不正直さの関連を検討した。その結果、側坐核が活発に活動する人ほど嘘をつく割合が高いこと、また、側坐核の活動が高い人ほど、嘘をつかずに正直な振る舞いをする際に、背外側前頭前野と呼ばれる領域の活動が高いことを突き止めた。この結果は側坐核の活動の個人差によって、人間の正直さ・不正直さがある程度決まることを示した、世界で初めての科学的データである。

　苦痛と快感がある意味で近いことは日常生活でも経験できる。例えば、熱いサウナに入って汗を出している間の苦痛は相当なものである。ところ

が、苦痛が限界に来たところでサウナから出て冷水を浴びると快感と幸せを感じるのは私だけではないと思う。また、プールで潜水をして息苦しさの限界まで我慢し、限界と感じたところで2、3回の深呼吸をしたときは単に苦痛から逃れた以上の深い快感が発生するのである。このような経験は苦痛と快感は切っても切れない関係であることを実感させるのである。苦痛によってもたらされるストレス反応に扁桃体を中心とした神経回路が関与する一方、脳内には快感を生み出し、それに基づいた行動を発動する特異な部位および神経回路が存在する。この神経回路は、大脳辺縁系を中心に脳のいくつもの部位に張り巡らされている報酬系と呼ばれるものである。腹側被蓋野という場所から、側坐核に向かって走る内側前脳束という神経の束が報酬系の主体であり、側坐核から放出されるドーパミンが報酬系の活動に重要な役割を果たしている（図16）。

　腹側被蓋野は黒質や赤核に囲まれた内側の領域であり、A10細胞集団と呼ばれる、ドーパミン作動性ニューロンが多く存在し、中脳辺縁投射、中脳皮質投射を形成している。ここで投射とは、感覚神経からの情報が特定の高位中枢領域で空間的に受容されるための神経のつながりを指している。側坐核から神経伝達物質であるドーパミンが放出され、報酬系が賦活されると快感が発生し、この快感覚が脳に焼きつけられ、再び同じ快感を得たいという欲求が生じる。そしてさらに、快を求めより強い刺激を求め、止めようとしても止められない状態に陥っていくのである。意思の力ではコントロールできなくなるのである。ニコチンや覚醒剤、麻薬などは、脳内報酬系に作用し依存性を示すと考えられている。ニコチンはシナプス前末端のニコチン受容体に結合して、ドーパミンなどの神経伝達物質を過剰放出する。ニコチンによって脳内報酬系が活性化されると、多幸感・快感・覚醒効果・緊張緩和など、さまざまな効用を感じるようになり、これがニコチン中毒の本体と考えられている。ドーパミン神経系のその他の働きとしては、中脳黒質緻密部（A9細胞集団）から尾状核・被殻（線条体）への

投射経路を通じて、線条体の運動機能調節に寄与する作用が挙げられ、この機能が障害されるとパーキンソン病にみられる振戦・硬直・無動などの運動障害を引き起こす。このように同じ化学伝達物質でも働く脳の領域が少し異なれば、まったく別の役割を果たすのである。

3. 苦痛の修飾

　苦痛はさまざまな要因によって影響を受け修飾される。例えば、がん性疼痛で苦しんでいる患者さんの家族が大勢で見舞いに来たとき、そして病室が賑やかな笑い声で溢れるとき、明らかに患者さんの痛みは軽減している。一方、独りぼっちで、自分や家族のことを心配する気持ちが一杯となって頭の中を巡っているとき、痛みは明らかに増強しているのである。楽しい気持ち、悲しい気持ちで痛みの程度が変わるように、情動は苦痛を修飾するのである。それでは苦痛は同時に存在するほかの感覚によって影響を受けるのであろうか。今、お母さんと公園で遊んでいる小さい子供が急に走り出して倒れたとする。膝に小さな擦りむき傷ができた。お母さんが大きな声で泣いている子供を抱きかかえ、膝を優しく撫でながら"痛いの、痛いの飛んでけ！"と言うと子供は急に泣き止んだ。このような情景は簡単に目に浮かぶであろう。たぶん痛みは本当に軽減したのである。これを説明するには2つの事柄を考える必要がある。第1は優しいお母さんの慰めで情動的に落ち着きストレスが軽減したことが痛みを和らげる要因となったのである。第2は傷口に近い部分を優しく撫でるという行為は、ほかの感覚を入力したことになり、脊髄レベルで痛みの軽減を発生させた可能性があるということである。後者はゲートコントロール説という理論で説明されることがあり、詳細については後述する（Ⅳ-1-D 末梢レベルでの痛みの調節の項参照）。

　第1の要因には最近の研究による多少の裏づけもある。カリフォルニア

大学ロサンゼルス校のEisenberger教授らのグループの研究では、愛する人の写真を見ている状態は脳の特別な部分が活性化し、痛みやストレスが緩和されることが明らかになっている。このような情動が与える苦痛への影響は単に体性痛だけに限られていることではない。呼吸困難のような苦痛も楽しい写真や愛する人の写真を見ることで軽減するし、悲惨な写真で増悪することが報告されているのである。目から入る刺激ではなく、耳から入る刺激ではどうであろうか。苦痛緩和を目指した音楽療法はすでにいろいろな施設で応用されており、十分な実績もあるようである。心に安らぎを与える音楽が痛みやその他の苦痛に有効だという事実は間違いないと思う。鼻から入る刺激はどうであろうか。アロマセラピーも同様に緩和医療の現場で応用される可能性があるが、欧米ほどその利用は進んでいないようである。また、森林浴や緑の匂い成分が疲労回復やストレス緩和に有効であるとの研究はあり、ストレスのない状態が苦痛緩和に役立つことに疑いはない。それでは種類の異なる苦痛が同時に存在する場合はお互いの苦痛はそれぞれ影響し合うのであろうか。私自身が行った研究では呼吸困難状態の被験者に痛みを加えると、呼吸困難は増悪するが、痛みがある状態で呼吸困難を加えても痛みは変化ないか多少緩和するという結果が得られた（図17）。その後、この研究はイタリアの研究者Morélot-Panziniらの研究によって発展され、呼吸困難が広汎性侵害抑制調節（diffuse noxious inhibitory control：DNIC）によって痛みを抑制することが明らかとなった。広汎性侵害抑制調節（コラム10）とは、皮膚、筋、内臓などの組織に侵害性刺激を加えた際に全身性に痛覚抑制が生じる現象であり、おそらく、鍼鎮痛機序と同様なものではないかと考えられている（図18）。

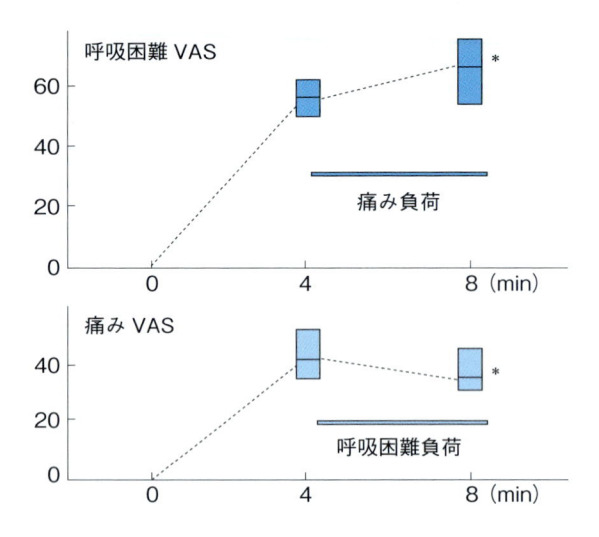

図17　痛みと呼吸困難の相互作用

コラム 10　広範性侵害抑制調節とは

　広範性侵害抑制調節（DNIC）とはフランスのLe Barsによって見い出された現象で、侵害性刺激に対する脊髄や脳幹の広作動域ニューロンの活動が、前肢、後肢、尾などの広い身体部位への侵害刺激によって抑制される現象を指す。つまり、痛みが痛みを抑制するという現象である。DNICとはもともとある場所に痛みを発生させているAδ線維とC線維とはまったく別の部位にあるAδ線維とC線維が、脊髄→中枢→脊髄の神経回路を介して痛みを抑制する不思議な現象である。Aδ線維とC線維を刺激するのは痛み刺激だけとは限らない。例えば、左手に侵害刺激が加わり疼痛が発生しているときに、気道閉塞による呼吸困難が存在し、肋間筋に異常な活動がある場合、これが2次的侵害刺激としてAδ線維やC線維の興奮を招き、その興奮が脊髄に入力されると、もともとある左手の疼痛が抑制される可能性がある。その機

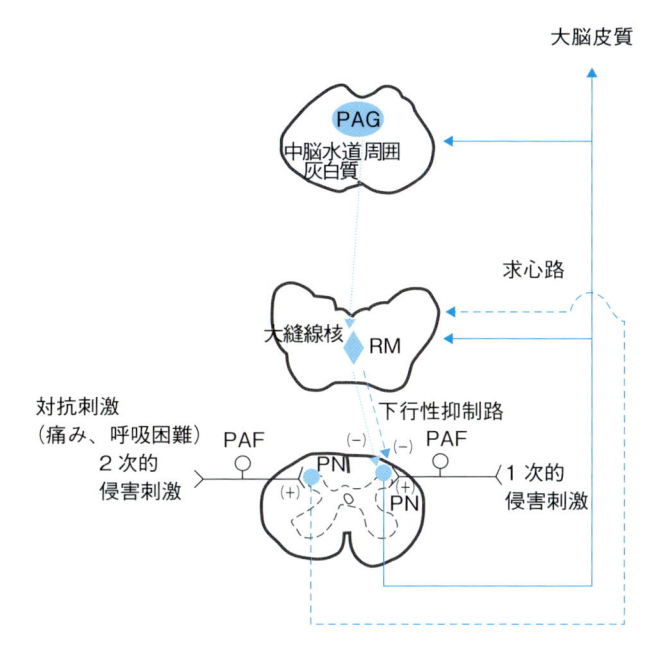

図18 DNICの神経経路

もともと痛みがある場所以外の場所を刺激するとその痛みが軽減する仕組みを示す。
2次的侵害刺激の情報が延髄に入力されて下行性抑制路を介して1次的侵害刺激を抑制する（抑制系は破線で示した）。

序には、脊髄からの2次的侵害刺激の求心性入力が延髄の縫線核を刺激し、下行性抑制路（後述）を介して侵害ニューロン活動を抑制することが考えられる。

参考文献

理化学研究所脳科学総合研究センター編．脳科学の教科書 神経編（岩波ジュニア新書）．東京：岩波書店；2011．

理化学研究所脳科学総合研究センター編．脳科学の教科書 こころ編（岩波ジュニア新書）．東京：岩波書店；2013．

Ageta H, Ikegami S, Miura M, et al. Activin plays a key role in the maintenance of long-term memory and late-LTP. Learn Mem 2010; 17: 176-85.

Dias BG, Ressler KJ. Parental olfactory experience influences behavior and neural structure in subsequent generations. Nat Neurosci 2014; 17: 89-96.

Feinstein JS, Adolphs R, Damasio A, et al. The human amygdala and the induction and experience of fear. Curr Biol 2011; 21: 34–8.

Becerra L, Breiter HC, Wise R, et al. Reward circuitry activation by noxious thermal stimuli. Neuron 2001; 32: 927-46.

Nishino T. Dyspnoea: underlying mechanisms and treatment. Bri J Anaesth 2011; 106: 463–74.

Le Bars D, Dickenson AH, Besson JM. Diffuse noxious inhibitory controls (DNIC). II. Lack of effect on non-convergent neurons, supraspinal involvement and theoretical implications. Pain 1979; 6: 305–27.

Ⅲ 苦痛の認識

　苦痛はどのように認識されるのであろうか。これを生理学的立場から考えてみることにする。

　われわれの体には身体の外部および内部からの情報を中枢に送って適切な行動を起こさせることに寄与している感覚神経系と呼ばれるシステムが存在している。このシステムでは苦痛は感覚→知覚→認識という過程で成立すると考えられている。これらのうち、'感覚'は刺激によって生じる意識過程を指し、例えば、皮膚に火傷が発生した場合、皮膚が高温で刺激されていることを感知する過程を意味している。'知覚'はこの感覚が熱くつらい感覚と感じることであり、'認識'は過去の経験や記憶から、この感覚が危険な感覚で火傷といわれるものであることを認知することである。しかし、実際問題として、これら感覚、知覚、認識の過程、特に感覚と知覚を区別することは難しい。感覚神経系が働く場合は常に、刺激が感覚神経末端の受容器と呼ばれる部位に働き刺激を電気信号に変えることから始まり、その刺激が順次中枢に向かって伝達され、最終的には大脳皮質の感覚野の到達することで感覚から認識までの感覚神経系全過程が終了することになる（図19）。

1. 感覚の種類と分類

　われわれ人間が捉えることのできる感覚で最初に思いつくのは五感と呼ばれているものであろう。これは、聴覚、視覚、触覚、味覚、嗅覚の5種類の感覚であり、古代ギリシャのアリストテレスによって提唱された分類であるといわれている。しかし、実際の感覚は五感だけではなく、細かく

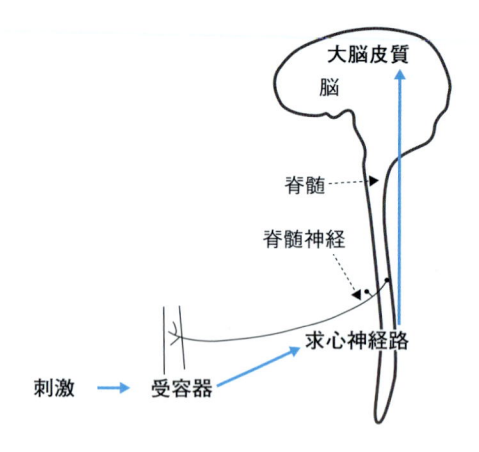

図19　感覚系の情報伝達経路

表1　感覚の種類と受容器

感覚	受容器
視覚	視細胞の光受容器
嗅覚	嗅細胞の化学受容器
聴覚	有毛細胞の機械受容器
味覚	味細胞の化学受容器
平衡感覚	有毛細胞の機械受容器
体性感覚	
触覚・圧覚	皮下の機械受容器
温覚・冷覚	皮下の温度受容器
痛覚	皮下の侵害受容器
深部感覚	筋・腱の機械受容器
内臓感覚	機械および化学受容器

分類すれば20種類以上はあるとされている。また、現代の生理学では、いわゆる古代に提唱された五感のうち、触覚を取り除き、代わりに平衡感覚を入れた五感を特殊感覚と呼ばれるものに分類し、それ以外は触覚を含めた体性感覚、内臓感覚に分類することが多い。これらの感覚はそれぞれ固有の刺激（適刺激）があり、固有の受容器（感覚受容器）を介して発生する（表1）。受容器で発生した信号は求心性神経を介して中枢に伝達され、最終的

には固有の感覚として認識されるのである。感覚受容器のすべてが苦痛に関与するわけではないが、痛み発生に関与する皮下の侵害受容器や内臓の機械および化学受容器が苦痛発生に関与することは容易に想像できる。それではどのような感覚が苦痛の範疇に入るのであろうか。私たちが普段の生活のなかで苦痛と考えている感覚はいわゆる'つらい'感覚であろう。このなかには痛み以外にも、息苦しさ（呼吸困難）、悪心、怠さ、痒み、眠気などがある。

2. 感覚系の特性

　今、ある音（基準となる音）を聞いたのちに、その音を少しずつ小さくして聞かせると、ある時点で最初に聞いた音よりも明らかに小さい音であることが識別できる。音を聴覚の刺激と考えると、われわれの聴覚系のなかには音の強さを識別できる能力があり、識別できる最少の刺激差を刺激の弁別閾と呼んでいる。この最初に加えられた刺激（基準刺激）強度と刺激の弁別閾の関係を式で表すと、弁別閾/基準刺激強度＝一定となる。これをウェーバーの法則と呼んでおり、弁別閾/基準刺激強度比をウェーバー比と呼んでいる。これが意味するところは、最初に聞いた音の倍の音量を刺激として与えた場合、識別できる音の最少の音量差すなわち弁別閾の大きさは倍になり、最初に聞いた音の半分の音量を刺激とした場合は弁別閾の大きさは半分となることである。この法則はほかの感覚にも当てはまり、感覚に種類によっては一定となる値が異なっている。例えば、聴覚ではウェーバー比は約10％であるが、重さの感覚ではウェーバー比は3％、痛覚では7％とされている。当然ながらウェーバー比が大きくなればなるほど、感覚系としては鈍いともいえる。感覚系には刺激の強さのn乗が感覚の強さとなるスティーブンスべき関数の法則と呼ばれるものもある〔$E = kS^n$（E：感覚の強さ、k：定数、S：刺激の強さ）〕。この場合、nの値が大きければ、刺

激は小さくても感覚的には大きなものとなることは当然である。また、感覚器あるいは受容器に同じ刺激を持続的に与えていると、出現した感覚が次第に弱くなったり、ある一定の強さに固定したりするような現象がみられる。これを順応（adaptation）と呼んでいる（コラム11）。順応は末梢の神経細胞だけではなく、上位の中枢神経細胞でも発生する。順応は視覚、聴覚などの特殊感覚はもちろんのこと、体性感覚でも触覚、圧覚、冷覚、温覚などで認められるが、痛覚では認められない。

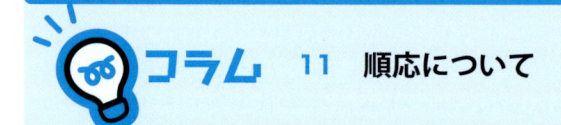

コラム 11　順応について

　そもそも順応とは、生物の個体がその生態系におけるさまざまな変化やストレスに対応し、生き延びられるようにする過程である。例えば、臭く匂う場所に入ったとき、われわれは不快感から一種の危険性を感じとり、その場所からただちに去りたいと思うであろう。これはわれわれの防衛本能である。しかし、その場所にしばらく滞在し危険がないことがわかると、やがてその匂いに慣れて、臭いとさえ思わなくなってしまう。これは'嗅覚順応'と呼ばれる現象である。また、薄暗い映画館に入った直後はまるで見えなかった周囲が、少し時間が経過するとくっきり見えるようになる。これは'暗順応'と呼ばれている。同様に、火傷をするほどではないが、比較的に熱い湯船に我慢して浸っていると、やがてそれほど熱いとは感じなくなったり、甘い食べ物を続けて食べると、最初は甘いがやがてそれほど甘いとは感じなくなったりすることを経験するであろう。このような感覚系の順応の多くは受容器レベルで発生することが多い。

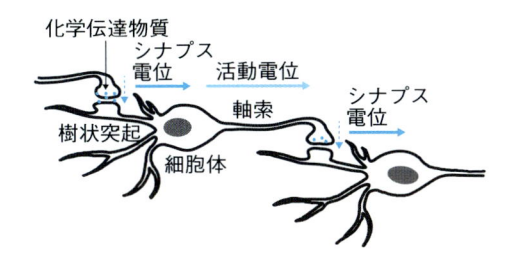

図20 シナプスにおけるニューロン間での情報伝達

3. 感覚系の神経回路

　感覚は感覚系というシステムの中から発生する。感覚系の神経回路は身体内部や外部環境の変化を大脳皮質や皮質下の中枢に伝える求心性情報伝達神経回路であるが、この系には中央情報処理装置としての中枢神経系と、そこに情報を運ぶいわば配線役である末梢神経系がある。中枢神経系は脳と脊髄からなり、神経細胞と、それを支持する神経膠細胞が主な構成成分である。神経膠細胞にはいろいろな形のものがあるが、役割としては電気的な絶縁シールド、栄養因子の供給、老廃物の処理などがある。ヒトの末梢神系には脳に出入りする12対の脳神経と脊髄に出入りする31対の脊髄神経、脊髄神経節と自律神経系が含まれる。感覚系の神経回路を細分していくと1本の神経細胞（ニューロン）にたどりつく。言い換えると、ニューロンは感覚系神経回路の基本単位で、神経回路は複数のニューロンが接合してできあったものである。この接合部のことをシナプスと呼んでいる（図20）。

　ニューロンには細胞体、樹状突起、軸索、神経終末と呼ばれている基本的構成部位があるが、樹状突起はほかのニューロンからの情報伝達の役割を果たし、軸索は細胞体から情報を送り出す役割を果たしている。感覚系では複数のニューロンがネットワークを形成し、感覚の認知に関与する仕組みになっている。ネットワークといえば、コンピュータを思い浮かべる

人は多いと思うが、同じネットワークでもコンピュータのネットワークとニューロンネットワークの間には大きな違いがある。最大の違いはニューロンによるネットワークはコンピュータよりも構造的にまた機能的に'柔らか'であるという点である。例えば、コンピュータは最初に設計したとおりに作られるかぎりは、ある目的をもった機能を発揮することができる。また、どのような使われかたをされても、回路の連結が変化することはない。しかし、作成段階で配線の間違いや変更があれば誤作動を招き、コンピュータとしては役に立たなくなるのである。一方、ヒトのニューロンのネットワークは、成長の過程で環境の影響やその他さまざまな要因の影響を受ける。その結果、出生時に作られた最初の設計図すなわちDNAによって作られる回路とは違う回路になることが普通であり、生きていくうえでもっとも都合よく機能するように回路自身が変化するのである。この構造的および機能的な変化は'可塑性'という言葉で表現されている。具体的には成長の過程でシナプスでの伝達効率の変化やシナプス結合の変化などが発生するのである。ニューロンとコンピュータのネットワークの違いは可塑性の有無であるともいえる。

　可塑性は情報伝達の方法とも関連している。ニューロン間の接合部であるシナプスの大部分では、化学伝達物質により情報が伝達されているが、一つのニューロンから次のニューロンに単に興奮を伝える場合（興奮性シナプス）と、逆に興奮伝達を抑制する場合（抑制性シナプス）がある。2つのニューロンで情報が伝達される場合、情報を送る側をシナプス前ニューロン、受け取る側をシナプス後ニューロンと呼び、化学伝達物質はシナプス前ニューロンから放出され、シナプス後ニューロンで受け取られるのである。化学伝達物質は数多くの種類があるが、代表的なものには、グルタミン酸、アセチルコリン、ノルアドレナリン、ドーパミン、γ-アミノ酪酸(gamma-aminobutyric acid：GABA)、セロトニンがある。これらのうち、グルタミン酸は興奮性シナプスで働く代表的な化学伝達物質であり、GABAは

抑制シナプスで働く代表的な化学伝達物質である。これら以外にサブスタンスP、オレキシン（後述：IV-7-A 睡眠と覚醒の項参照）のようなペプチド性神経伝達物質もあり、それぞれが特定の神経回路で重要な役割を果たしている。基本的に、ニューロンネットワーク内は化学伝達物質と電気信号を使って情報が伝えられるが、これだけ多くの神経伝達物質が存在することは、一つの神経伝達物質システムに不具合が発生してもほかのシステムで補うことなど、あらゆる状況に対応できるように進化したニューロンネットワークの'柔らかさ'を象徴するものと考えられる。また、神経伝達物質を利用した情報伝達は省エネを目指したような働きも可能にしている。例えば、シナプス前ニューロンから放出された化学伝達物資の一部はトランスポータと呼ばれるタンパク質によって再取り込みを受け、これによって必要以上の化学伝達物質がシナプス間隙に浮遊しないように、また、次の放出に備えることができるように、効率よい化学伝達物質の再利用が可能となっているのである。この再取り込み過程の異常が神経系全体の機能低下につながることになるのはいうまでもない。

参考文献

小澤瀞司, 福田康一郎監修. 本間研一, 大森治紀, 大橋俊夫, ほか編. 標準生理学（第8版）. 東京：医学書院；2014.

理化学研究所脳科学総合研究センター編. 脳科学の教科書 神経編（岩波ジュニア新書）. 東京：岩波書店；2011.

Hall JE. Guyton and Hall textbook of medical physiology. 12th ed. Philadelphia: Saunders; 2010.

Ⅳ 苦痛発生の生理学的機序

1. 痛みの発生

A 痛みの受容器

　前述した'つらい感覚'のなかには侵害性と非侵害性感覚が存在している。侵害性感覚とは侵害性受容器の刺激に応じて発生する感覚であり、必要以上の刺激が加えられた場合に組織に損傷が発生するような感覚を指す。非侵害性感覚とは触覚や圧覚などによって代表される感覚であって、たとえ大きな刺激が加わったとしても組織に損傷は発生しない。侵害受容器は特殊な形態をもたない神経終末に位置すると考えられており、この受容器が刺激されると細い有髄のAδ線維と無髄のC線維と呼ばれる神経線維に興奮が伝えられることになる（図21）。

　いずれの神経線維も末端では神経が無髄であり、いわば剝き出しになっている状態となっており、刺激されやすくなっている。これを自由神経終末という。この末端の部分が真の受容器であり、外界からの刺激を電気信号に変える部分である。侵害受容器をAδ線維とC線維の2種類に分類するのは解剖的な差に基づいた分け方である。すなわち顕微鏡下で有髄と無髄のものがあることによる分類である。

　一方、侵害受容器を受容器の性質や機能的面から分類する方法もある。この分類に従って、機械的な侵害刺激にのみ反応する受容器を高閾値機械受容器、機械的侵害刺激のみならず化学的、温熱的刺激侵害刺激、さらには非侵害刺激など広範囲の刺激に反応する受容器をポリモーダル受容器と呼ぶこともある。例外はあるが、通常、Aδ線維の神経末端には高閾値機

47

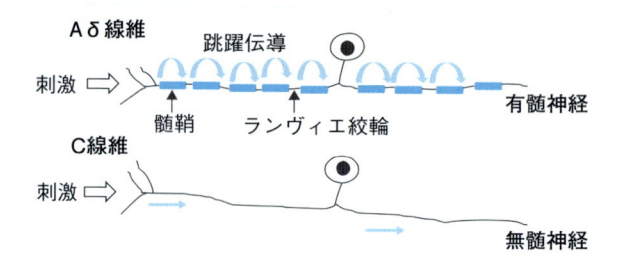

```
        Aδ線維      跳躍伝導
刺激 ⇨ ───┤┤┤┤┤┤┤┤┤┤┤── 有髄神経
           髄鞘  ランヴィエ絞輪
        C線維
刺激 ⇨ ───────────────── 無髄神経
```

図21 Aδ線維とC線維の違い

械受容器が存在し、C線維の神経末端にはポリモーダル受容器が存在する。

　ここで、Aδ線維とC線維が種類の異なる痛みを発生することを実感してみよう。まず、自分の手の甲を短時間強く抓ってみる。抓った瞬間に痛いと感じる、鋭く、速い痛み（fast pain）が発生することが理解できるであろう。その後、手の甲を抓ったのは瞬間であったにもかかわらず、いつまでも続くジンジンとした鈍い痛みがあることが理解できるであろう。これが遅い痛み（slow pain）である。つまり、Aδ線維は鋭く速い痛みを、C線維は鈍く遅い痛みを伝えているのである。なぜこのような差が生まれるかというと、有髄であるAδ線維では受容器で発生した電気信号が無髄であるC線維と比較して圧倒的に早く伝導されるからである。これは有髄線維では跳躍伝導（コラム12）と呼ばれるいわばスキップするような伝導が可能であるからである。

コラム 12　跳躍伝導の仕組み

　有髄神経の有髄とはニューロンの軸索が髄鞘（ミエリン）によって包まれていることを指している。髄鞘はリン脂質に富んだタンパク質で層構造を形成しているため、非常によい絶縁体の役割を果たす。つま

Ⅳ 苦痛発生の生理学的機序　49

　　　　　　　　大脳皮質
　　　　大脳辺縁系
　　　　　三次
　　　　　ニューロン　視床　　　　　　　　　体性侵害受容器
　　　　　　　　　　　　　　　　　　　　一次ニューロン
　　　　　　　視床下部　　　　　　　　　　内臓侵害受容器
　　　　　　　　　　二次ニューロン

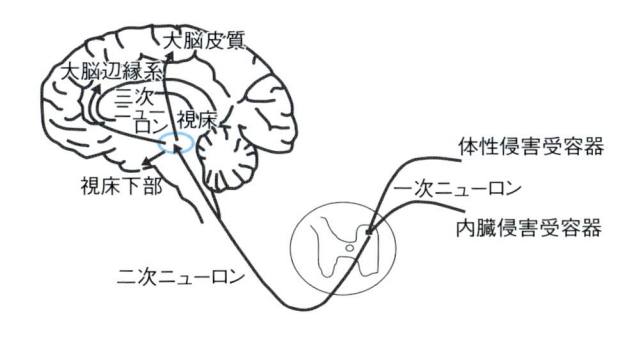

図22 痛み情報の求心性入力と神経路

> り電線が剝き出しではなく、絶縁体で包まれている状態である。これは複数の神経線維が隣りあって進む際に、発生する電気信号の混信を防ぐために都合がよい仕組みである。髄鞘はところどころで途切れ、この途切れてくびれた部分はランヴィエ絞輪と呼ばれている。跳躍伝導はこのランヴィエ絞輪をスキップして活動電位が伝導することを指している。この跳躍伝導の仕組みの解明は、主に日本人研究者によって1930年代になされたもので、世界に誇るべきものである。

B 体性痛

　体性痛の場合、侵害受容器から信号を受け取るAδ線維やC線維は一次求心線維（または、一次ニューロン）と呼ばれている。一次求心線維はその後脊髄後角に入り、そこで侵害情報を二次求心線維（侵害受容ニューロン）に伝える。二次求心線維は中枢の視床（**コラム13**）のレベルにおいて三次求心線維に置き換えられ、大脳皮質、大脳辺縁系、視床下部などの高位中枢に投射する（**図22**）。このように侵害情報は長い道程を経て高位中枢にたどりつき、ここで処理され、痛みという感覚が発生するのである。また、痛み感覚だけではなく、情動的側面、運動神経系や自律神経系の反応を同

時に惹起するのである。

> ## コラム 13 視床の役割
>
> 　視床は脳のほぼ中央に位置し、嗅覚以外のあらゆる感覚情報（体性感覚、痛覚、視覚、聴覚、味覚など）を大脳皮質、大脳辺縁系、視床下部に送る一大中継基地のような存在である。このため視床が損傷を受けると広範囲の障害が発生する。例えば、視床は脳出血のなかでは被殻出血に次いで2番目に多い出血部位である（約30％）が、この部位が出血で障害されると、しびれ、片麻痺、記憶障害、感覚障害や認知障害が出現する。また、近年、視床は単なる中継基地ではなく、大脳皮質と情報をやり取りすることで、視床レベルでも情報処理を行い、より高度の情報を大脳皮質に伝えるような役割を果たす可能性があることが指摘されている。例えば、戦争や事故で手足が切断されたにもかかわらず、まだそこに痛みを伴う手足が存在するように感じる疾患を幻肢痛と呼んでいるが、この幻肢痛は視床の機能的変化の結果生じるものであることが明らかとなった。

C 内臓痛

　内臓から発生する感覚には臓器感覚と内臓痛覚があり、これらの感覚の発生には内臓求心性神経と呼ばれる神経が重要な役割を果たしている。内臓求心性神経は自律神経経路内を臓器側から中枢側に走行する神経であり、交感神経と並行して走行するものと副交感神経と並行して走行するものがある。例えば、臓器感覚には満腹感、空腹感、渇き、悪心、便意、尿意などがあり、これらの感覚の発生には副交感神経と並行して走行する内臓求心性神経（副交感神経求心路）が重要な役割を果たしているのである。

また、内臓が病的状態に置かれると内臓痛が発生するが、この感覚の発生には交感神経と並行して走行する内臓求心性神経（交感神経求心路）が重要な役割を果たしていると考えられている。

　内臓痛と体性痛には大きな違いがある。例えば、骨折や怪我が原因で痛みが発生する場合、その原因の正確な部位を言い当てることはそれほど難しいことでない。その理由は体性の痛みが脊髄と大脳の体性感覚野を結ぶ体性感覚神経を介して高位中枢に伝えられるからにほかならない。例を挙げれば、左手首に火傷を負った盲目の人は、目で見なくても左の手首が熱く火傷をしたようだと言えるのである。一方、内臓からの痛みの部位を正確に言い当てることはそれほど容易ではない。胆石症発作が発生した患者は悪心や嘔吐、激烈な腹痛や背部痛、腰痛を訴え、その苦痛が胆嚢から発生していることを正確に言える人はいないであろう。それではどのようにしてこのような差が発生するのであろうか。内臓器の伸展、牽引などの機械刺激や虚血、炎症などの刺激は痛み受容器を興奮させる。痛み受容器の興奮は内臓求心性神経の一次求心性線維に伝えられる。内臓求心性神経の一次求心性線維は体性痛を伝えるAδ線維やC線維と同様な神経線維を含むが、脊髄内に投射したあとは広く多くの分節にわたって多数の脊髄内の二次求心性線維とシナプスを形成する。この点では体性痛と比較してきわめて異なっており、これが内臓痛の曖昧さや局在性のなさと関連しているものと思われる。さらに内臓痛には関連痛といわれるものを伴うことがある。これは内臓からの一次求心性線維の投射を受ける脊髄内の二次求心性線維がほかの内臓や内臓以外の皮膚や筋などからも投射を受けているため、問題となっている内臓以外の部分にも痛みが発生することがある場合を指している。例を挙げれば、心筋梗塞が発生した場合に胸部だけではなく、左上肢にも放散痛が発生するような場合である。この場合心臓からの一次求心性線維は胸髄の第1から第5の分節に投射するが、この部位は体性神経の左上肢の感覚に一致する部位となっている（図23）。したがって、

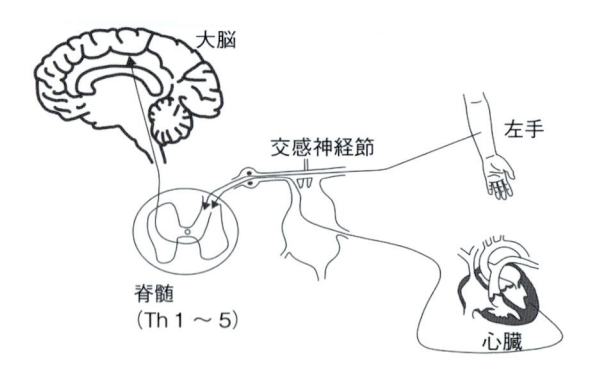

図23 関連痛の発生機序

心臓の痛みは同時に左手の痛みともなるのである。

D 末梢レベルでの痛みの調節

　炎症部位ではしばしば知覚過敏状態となり、痛みが増強することがある。このような知覚過敏状態は炎症部位で産生・遊離される炎症性メディエータと呼ばれる物質が侵害受容器の刺激閾値を低下させることで発生する可能性がある。また、脊髄後角レベルではゲートコントロール（門調節）と呼ばれる調節が行われていることが知られている。これは細いAδ線維やC線維によって伝えられる侵害受容器からの情報が太いAβ線維を介して触覚などを伝える神経入力によって抑制を受ける調節である（図24）。痛みを伝える情報が細いAδ線維やC線維によって脊髄後角に入ってくるとき、後角で中枢伝達細胞に伝達されれば、すなわち門が開いていれば、痛み感覚は中枢に伝えられる。しかし、同時にAβ線維のように太い線維を介して情報が後角に入力されると、これが膠様質細胞を介して細い神経線維からの情報が中枢側に伝わらないように抑制するのである。つまり、門を閉めて痛みが中枢側に行かないようにコントロールするのである。この

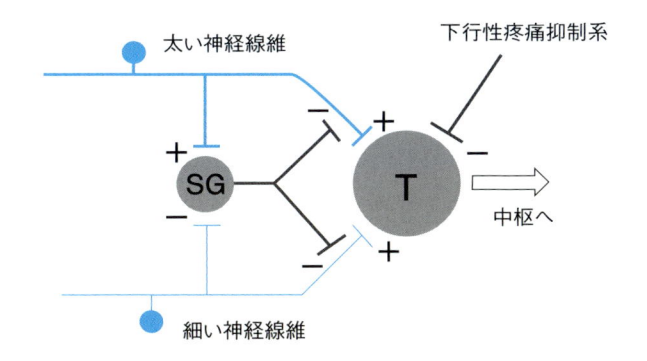

図24 ゲートコントロール説

SG：膠様質細胞、T：中枢伝達細胞、＋：興奮、－：抑制

原理は針麻酔や経皮的末梢神経電気刺激による鎮痛機序の説明に応用されている。これは針や末梢電気刺激が門を閉める役割を果たすということである。

E 中枢レベルでの痛みの調節

痛みは身体的痛みと精神的痛み（心の痛み）の2つを含むことは本書の最初の部分で述べた。最近の研究によって末梢から伝えられた身体的痛みは中枢レベルで心の痛みによって大きく修飾されることが明らかになった。この場合、痛みは抑制され和らぐ場合も、増強する場合もある。

まず和らぐ場合であるが、ストレス時には視床下部から副腎皮質刺激ホルモンと同時に脳内麻薬であるエンドルフィンという物質が放出され、これが視床や大脳皮質に働いて痛覚情報伝達を抑制したり、多幸感をもたらしたりする。また、ストレスは下行性疼痛抑制系と呼ばれる神経系の活動を増強して、強力な鎮痛作用を発現する。下行性疼痛抑制系とは中脳水道周囲灰白質と呼ばれる部分を起源として、縫線核を起点とし脊髄後角に至る系と、青斑核を起点として脊髄後角に至る系の2つの下行性神経路を指

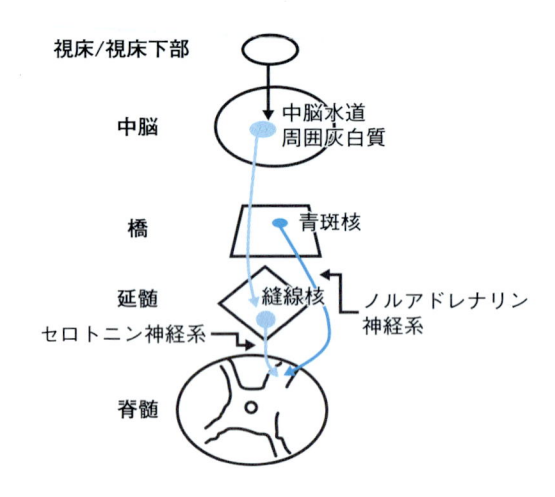

図25 下行性疼痛抑制系

す（図25）。2つの神経経路のうち、一つは縫線核の神経線維末端からはセロトニンが放出されることからセロトニン系、その他の一つは青斑核からの神経末端でノルアドレナリンが放出されることからノルアドレナリン系と呼ばれている。

いずれの系も脊髄後角に入ってくる痛み信号を抑制することで鎮痛作用を発現する。先に述べた広汎性侵害抑制調節もこの下行性疼痛抑制系を利用した疼痛抑制といえる。下行性神経路には疼痛抑制系だけではなく、疼痛促進系と呼ばれるものも存在する。この系ではセロトニン作動性のニューロンの一部（特に吻側延髄腹内側部を経由するニューロン）が脊髄後角で痛み信号を増強するものと考えられている。このような痛み信号の増強化は慢性疼痛の発生や維持に関与しているものと推測されている。近年の脳画像診断の進歩により、ヒトの体のどこかに侵害性刺激を与えた場合、痛みに関連する情報が視床を介して大脳皮質第一次体性感覚野（S1），第二次体性感覚野（S2），前帯状回皮質（24野）に到達することが明らかにされている（図26）。

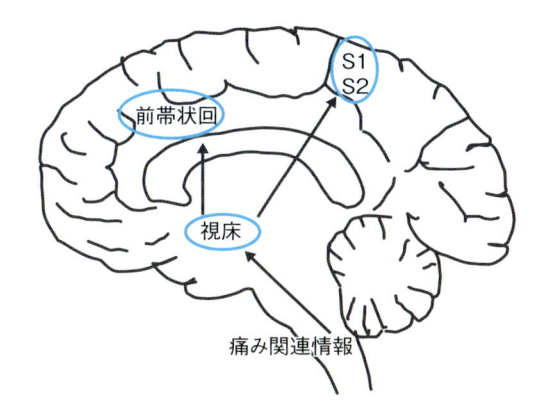

図26 痛み関連情報の高位中枢への伝達

F 心の痛み

　感覚系の関与なしに痛みは発生するのであろうか。あるとすれば、それは心の痛みなのであろうか。その痛みはいわゆる体性痛とは別物のはずである。心の痛みは愛する人との別れや、仕事の失敗、人生への絶望など、肉体的苦痛とは異なる魂の痛みとされている（図27）。いうなれば、うつ病の人が"心が張り裂けそうで死にそうにつらい"と言う場合に脳で感じている痛みである。その実態は不明であったが、最近の脳科学の進歩で少しずつ明らかになった部分もある。米カリフォルニア大などのグループの研究により、仲間外れにされて心理的な疎外感を感じたときと、体が物理的な痛みを感じたときに活発化する脳内部位は、前部帯状回皮質と右前頭葉前部腹側部であることが示された。これら2つの部位の周辺は、実際に痛みがなくても痛いと思うだけで反応することが知られている部位である。つまり、疎外感をもった場合と痛みを感じる場合の脳内の反応は同じであるということを示唆するものである。また、最近の磁気共鳴機能画像法（functional magnetic resonance imaging：fMRI）を利用したミシガン大学の研

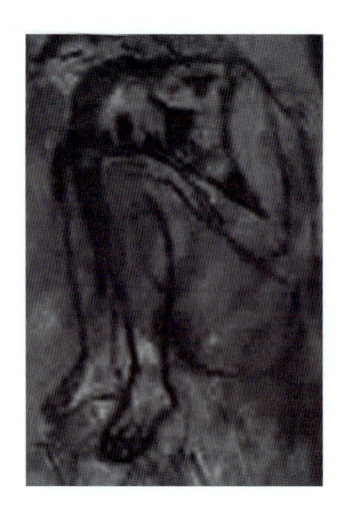

図27 魂の痛みを描いた絵画
「人生 La Vie（1903）」（パブロ・ピカソ作）より一部拡大。クリーヴランド美術館所蔵。

究からは、6カ月以内に失恋し心に痛手を負った健康被験者に、失恋時のことを連想させたり、前腕に熱刺激を加え疼痛を与えたりして同時に脳画像の変化をみると、失恋時に感じた社会的拒絶による心の痛みも、身体的な痛みも、同様に大脳の二次体性感覚野（secondary somatosensory cortex）と背側後島葉（dorsal posterior insula）を活性化したことが報告されている。さらに、生理学研究所が行った群馬大学麻酔科との共同研究でも、被験者が肉体が傷つけられている写真を見ながらその痛みを想像すると、その被験者の前部帯状回皮質や島の部位が活性化することが観察されている。これらすべての結果は、心に受けた傷の痛みも身体に受けた痛みも、脳では同じように感じている可能性があることを示唆しているのである。痛みに関連する事柄、例えば、言葉、痛みの予感、痛みの思い出などは上述した以外の特定部位にも影響を与え、特に海馬、中脳水道灰白質、視床、帯状回、島などは痛み関連脳領域と呼ばれ、ネットワークを形成することで、痛みの感覚や情動変化を統合していることが推察される（図28）。

一方、恐怖を引き起こす写真を見せた場合はまったく別の部位が活性化

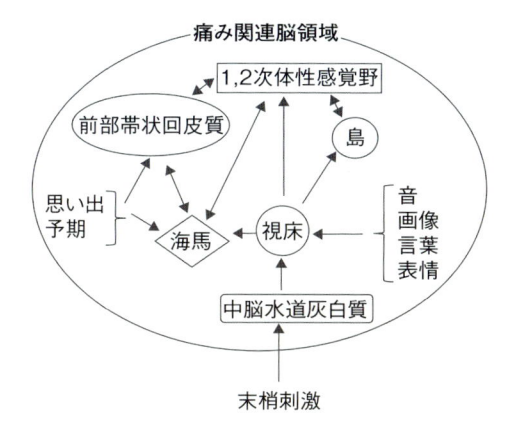

図28 末梢刺激によって活性化される痛み関連脳領域

することが観察されており、恐怖と痛みは同じようには感じないことが示唆されている。また少し話は変わるが、最近の研究で'ねたみ'という感情も'痛み関連脳領域'に影響を与えることが明らかになった。具体的には、'ねたみ'感情をもった場合は前部帯状回皮質の活性化が生じるのである。さらに'ねたみ'の対象となった人に不幸が発生した場合には大脳基底核の線条体の活性化が発生するのである。線条体はいわゆる報酬系の一部となる部位であり、快感の発生に関与する部位である。"他人の不幸は蜜の味"とはよく言ったもので、これらの実験結果は苦痛と快感が裏表の関係であることを別の角度から示しているのである（Ⅱ-2 苦痛と快感の項参照）。

2. 呼吸困難の発生

呼吸困難は'不快な呼吸感覚'あるいは'呼吸時の不快な感覚'と定義される主観的臨床症状であり、感覚面を強調した場合は'呼吸困難感'と呼ばれることが多い。呼吸困難を一つの感覚として捉えた場合、ほかの感覚と同様に外的刺激が感覚受容器→求心性神経路→大脳皮質の特定領域と

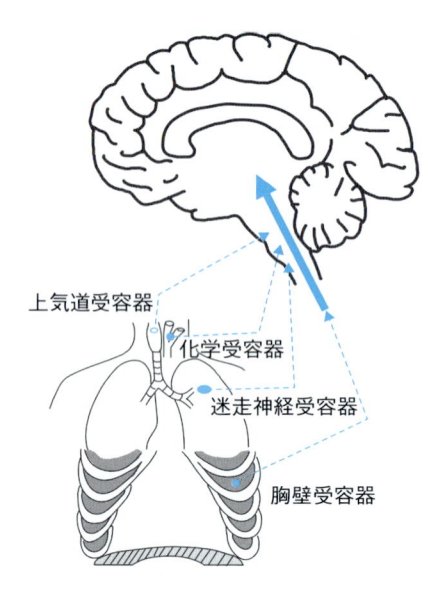

図29 呼吸困難発生に関与する受容器

いう経路で伝えられ、呼吸困難感という特異的な感覚が発生すると考えられる。このような呼吸困難感の発生には呼吸調節機構が密接に関連しており、神経学的にも共通する点が多い。呼吸調節機構は3つの調節系すなわち化学調節、神経性調節、行動性調節から成り立っており、呼吸中枢を中心として生体の恒常性を保持するために働いている仕組みである。呼吸困難感は呼吸調節機構の恒常性維持機能に異常が生じた場合、警戒警報として働く役割を担っていると考えられる。呼吸調節機構内の異常は通常、呼吸調節系内に存在するさまざまな神経受容器によって感知され、その受容器からの信号は恒常性維持に不可欠なものとなっている。同時に、受容器からの信号は呼吸困難感発生にもっとも本質的な役割を果たしている。呼吸困難感発生に重要な役割を果たすと考えられている受容器には以下のようなものがある。

A 呼吸困難発生に関与する受容器（図29）

1）迷走神経受容器

　気道や肺には多くの受容器が存在する。これらの受容器の多くは肺迷走神経に支配されており、肺イリタント受容器、肺伸展受容器、C線維受容器などが代表的なものである。これらのなかで、肺イリタント受容器やC線維受容器は機械的刺激以外にはヒスタミン、ブラジキニン、プロスタグランジンなどの物質で化学刺激されて、しばしば咳や気管支収縮などを発生させる。また、これらの受容器は呼吸困難発生にもっとも関連する受容器と思われる。一方、肺伸展受容器は深呼吸時などに強く興奮する受容器（コラム14）であり、その興奮は気管支拡張を起こし、呼吸困難感発生に抑制的な役割を果たしていると考えられている。また、この受容器の活動の抑制は呼吸困難感発生に寄与すると考えられる。このように迷走神経受容器には呼吸困難感の発生や増悪に関与する受容器と、逆にその緩和に関与する受容器の2つの性質の異なる受容器が混在している。したがって、迷走神経ブロックや局所麻酔薬吸入による迷走神経活動遮断作用は、呼吸困難感を緩和する場合と逆に増悪する場合がある。例えば、喉頭全摘患者で下気道を局所麻酔薬で麻酔した場合に呼吸困難感が増悪する場合がある一方、健常被験者で局所麻酔薬吸入を行うとヒスタミン吸入で誘発された気管支収縮に伴う呼吸困難感が緩和する場合がある。

コラム 14 肺伸展受容器について

　肺伸展受容器は気道平滑筋近傍に存在する。19世紀後半にドイツの生理学者HeringとBreuerはこの受容器が呼吸調節機能上、重要な役割を果たすことを発見した。この受容器は気管支の平滑筋が伸展される

と、すなわち吸息期（息を吸い込むとき）に刺激され興奮する。この興奮は呼吸中枢に伝えられ反射的に吸息期を終わらせ、呼息期に切り替える役割を果たすと考えられた。この反射はヘリング・ブロイエル（Hering–Breuer）反射と呼ばれており、絶えず吸息と呼息を繰り返す呼吸の自働性を形成するための基本的な要素であると考えられるようになった。しかし、近年、成人でのヘリング・ブロイエル反射効果は弱く、呼吸自働性の基本的要素ではないことが明らかにされた。一方、肺伸展受容器への刺激は呼吸困難に対して緩和的に働く可能性が指摘され、呼吸困難治療に応用しようとする試みがある。

2）化学受容器

呼吸器系に粘性抵抗負荷、弾性抵抗負荷、あるいは呼吸筋筋力低下などなんらかの負荷が加えられると、換気は減少し、血液中の水素イオン濃度（H^+）の上昇、動脈血二酸化炭素分圧（Pa_{CO_2}）の上昇、さらに動脈血酸素分圧（Pa_{O_2}）の低下が発生する。ここで、血液中の化学調節因子、pH、Pa_{CO_2}、Pa_{O_2} は肺における換気変化の大きさによってそのレベルが決定される一方、化学調節因子のレベルは化学受容器によって検出される。化学受容器は中枢化学受容器と末梢化学受容器の2つに分類されている。このうち延髄に存在する中枢化学受容器は CO_2 上昇によって刺激される。また、中枢化学受容器の興奮は呼吸中枢を刺激し、その結果として呼吸が亢進する。ヒトにおける末梢化学受容器（コラム15）としては総頸動脈分岐部に位置する頸動脈体（carotid body）の存在が知られている。末梢化学受容器も中枢化学受容器と同様に動脈血液中の CO_2 によって刺激されるが、この刺激効果は弱く、もっとも特徴的なのは低酸素によって強く刺激されることである。呼吸状態によって血液中の化学調節因子のレベルは常に変化しているが、Pa_{CO_2} 上昇、Pa_{O_2} 低下、pH低下は末梢および中枢化学受容器を刺激興奮させ、逆に Pa_{CO_2} 低下、Pa_{O_2} 上昇、pH上昇は化学受容器活動を抑

制する。化学受容器の刺激が呼吸中枢活動亢進を介して間接的に呼吸困難感発生に関与することは明らかになっているが、化学受容器の刺激が直接的に呼吸困難感を発生させるか否かについては議論がある。

> **コラム 15　末梢化学受容器の役割**
>
> 　末梢化学受容器はヒトでは頸動脈小体によって代表されるが、この組織は外頸動脈と内頸動脈の分岐点付近に存在し、わずかに数mm程度のきわめて小さい組織である。それにもかかわらず、重量当たりの血液量は主要臓器の血流量よりはるかに多い。この事実は低酸素を検出するこの組織の役割にかなっている。頸動脈体の機能が失われると、低酸素状態でも呼吸は増加せず、呼吸困難も発生しない。頸動脈小体の機能が悪く、低酸素によって呼吸が増加しない喘息患者は正常な頸動脈小体機能をもった喘息患者より死に直面することが多いことが報告されている。1960年代には喘息の治療として両側の頸動脈体を摘出する手術が行われた。当時はこの手術が症状を改善させると考えられていたが、これは単に喘息発作で低酸素が出現しても、呼吸は増加せず、呼吸困難も出現しなくなったため、一見症状が改善したようにみえただけであったのである。頸動脈小体は低酸素からわれわれを守る重要な役割を果たしているのである。

3）胸壁（筋・腱）受容器

　ガス交換器である肺は胸壁によって覆われており、胸壁には呼吸筋、腱、肋骨が含まれ、これらの組織の中にも神経受容器は存在する。換気は呼吸筋の律動的収縮によって生じるが、気道抵抗が上昇した状態で同じ換気量を保持しようとすれば、当然ながら呼吸筋の収縮増強が必要になる。腱や呼吸筋の内部には筋紡錘のような筋受容器の存在が知られており、これら

の受容器が呼吸困難感発生に寄与する可能性は十分ある。事実、胸壁に振動刺激を加えることで、振動部位や振動方法によって呼吸困難感が強く影響されるとされている。

4）上気道受容器

　鼻腔から喉頭に至る上気道には、圧、気流、機械的あるいは化学的刺激を感受することのできる多数の受容器が存在している。呼吸・気道系になんらかの変化が生じた場合、これらの受容器活動の変化が呼吸困難感の発生に関与する可能性がある。例えば、冷風を顔面に送風したり、メントールを吸入したりすると呼吸困難が緩和することが知られているが、これは三叉神経や迷走神経支配下にある神経受容器が冷刺激によって興奮し、その興奮が中枢に伝えられ、その結果として呼吸抑制、呼吸困難感緩和が発生するものと考えられる。

B 呼吸困難の発生機序と要因

　呼吸困難の発生機序に関してはこれまでも化学受容器関与説、気道内受容器説、呼吸筋の長さ-張力不均衡説など数多くの仮説が提唱されてきた。しかし、これらのいずれもが実証されてこなかった。近年もっとも有力とされている仮説は中枢-末梢ミスマッチ説あるいは出力-再入力ミスマッチ説と呼ばれている説であり、これは中枢からの運動出力と神経受容器からの求心性入力に解離あるいはミスマッチが存在する場合に呼吸困難感が発生するという説である。この説は呼吸筋の長さ-張力不均衡説がもととなっているが、求心性入力には呼吸筋からの入力のみならず、迷走神経受容器、化学受容器を含むすべての受容器からの入力が含まれる。この説に従えば、換気低下をもたらす気道抵抗負荷時や呼吸筋筋力低下疾患、さらには呼吸ドライブ亢進をもたらす運動時や化学刺激時などほぼすべての異常環境状

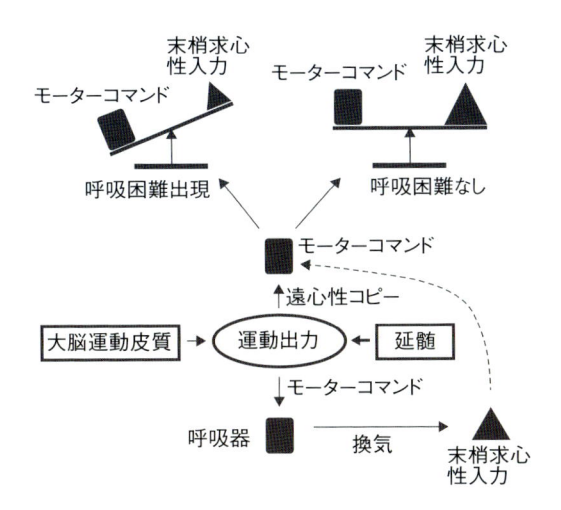

図30 呼吸困難の中枢−末梢ミスマッチ説

況や疾患時に発生する呼吸困難を説明することができる（図30）。

1）呼吸ドライブ亢進

　呼吸ドライブの亢進は呼吸の努力感を増進する。呼吸の努力感は呼吸筋を収縮させる中枢の出力を感知することであり、運動出力を感知することである。この努力感は呼吸困難感を反映していると考えられるが、努力感だけが呼吸困難感に関連しているわけではない。例えば、同じ運動出力でも炭酸ガスのレベルが異なれば、呼吸困難感の強さは異なる。呼吸ドライブ亢進はさまざまな状況で生じるが、これには呼吸負荷代償作用が強く関連している。これは生体内での恒常性を維持するための作用であり、加えられた呼吸負荷に対して呼吸量や血液ガスを一定に保とうとするため必然的に呼吸ドライブの亢進が生じる作用である。その他、呼吸ドライブは痛み刺激や筋肉内で乳酸産生増加に伴い亢進することがある。いずれにせよ、亢進した運動出力と末梢からの入力に差が生じると、呼吸困難感が発生するものと考えられる。

2）呼吸抵抗負荷

　喘息発作など気道の径が狭小化して空気の流れが障害されるような状態は粘性抵抗が負荷された状態であり、肺の線維化で弾力が障害される状態は弾性抵抗が負荷された状態である。これらの負荷はいずれも呼吸器の機械的受容器活動を障害すると同時に負荷代償作用によって運動出力が増進し、呼吸困難感が発生する。さらに負荷が過大で代償作用が不十分な場合は、低換気となり、血液ガス悪化を伴い呼吸困難感は増大する。

3）呼吸筋筋力低下

　呼吸筋力の低下は中枢からの運動出力と実際に生じる換気の間に大きなミスマッチを発生させることになる。呼吸筋力の低下は神経筋疾患、筋疲労、栄養不足などで生じるが、慢性閉塞性肺疾患（chronic obstructive pulmonary disease：COPD）などで肺過膨張により呼吸筋の長さに変化が生じた場合も呼吸筋の収縮効率が落ちて呼吸筋力低下が発生する。

4）血液ガス悪化

　低酸素血症や高二酸化炭素血症は、肺疾患のみならず循環不全の状態でしばしば発生する。これらの血液ガス変化は末梢および中枢化学受容器を興奮させることで呼吸中枢を刺激し、運動出力を増大させ呼吸困難感発生に寄与するものと考えられる。また、P_{CO_2}上昇やP_{O_2}低下が大脳皮質の感覚領域に直接影響する可能性も否定できない。

C 呼吸困難感の質

　近年、呼吸困難感は単一の感覚ではないことが明らかにされつつある。当然ながら、発生機序が異なれば、刺激される末梢受容器は異なり、質の異なる呼吸困難感が発生することは予想される。現段階では3つの質の異

なる呼吸困難感、すなわち①空気飢餓感（air hunger）、②努力感（effort/work）、③胸部狭窄感（chest tightness）が識別されており、それらはそれぞれ化学受容器活動の異常亢進、呼吸ドライブの異常亢進、迷走神経活動の異常亢進などによって発生するとされている

D 呼吸困難の中枢機構

　呼吸困難感の発生は感覚受容器からの情報を受容するだけでは不十分であり、情報を受容したのちにそれを認知し、さらに不快と感じる情動処理機構が必要である。最近の研究で呼吸困難感は帯状回、島など情動に関連した大脳部位で発生する可能性が示唆されている。これらの部位は疼痛時に苦しいと感じる場所とほぼ同じ部位である。これより、疼痛と呼吸困難を苦痛と感じる脳内の部位は同じ部位であることが想定される。

3. 悪心と嘔吐

　悪心は嘔気、吐き気ともいわれるが、腹部上部に不快感を覚え、嘔吐したくなる症状を促す感覚である。悪心と嘔吐の関係は不明な点も多く、悪心が実際に嘔吐に至る場合も至らない場合も、悪心を伴わない嘔吐もある。

A 悪心の受容器

　もっともよくみられる悪心は乗り物酔いと呼ばれる悪心で、平衡感覚の感知に関与する前庭器官の過度の刺激による反応と考えられている。この事実から、前庭器官の有毛細胞は悪心発生の際に重要な情報を提供する役割を果たすと考えられる。悪心は前庭器官刺激以外に、消化管や骨盤臓器などの内臓からの刺激（末梢刺激）によっても発生する。また、咽頭の機

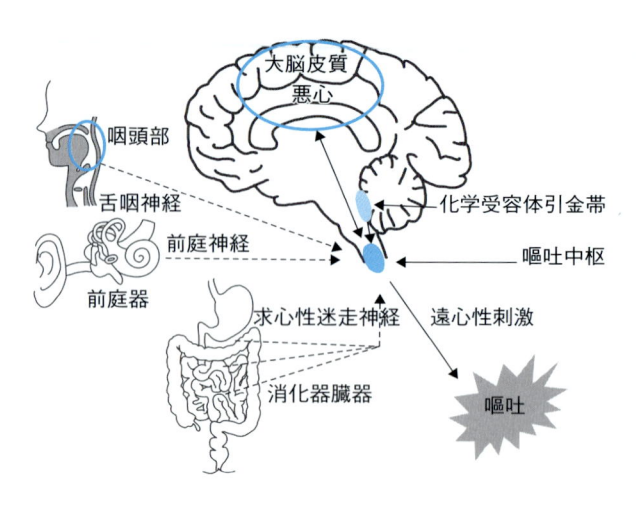

図31 悪心・嘔吐発生の神経経路

械的刺激も悪心を誘発する。これらの事実から、上部消化管には張力や化学的変化を感知する末梢受容器が存在し、これらの受容器が悪心を誘発する受容器となると考えられる。さらに脳内の第4脳室底には化学受容体引金帯（chemoreceptor trigger zone：CTZ）と呼ばれる部位が存在し、血液および脳脊髄液中の代謝物、ホルモン、薬物、細菌毒素などさまざまな刺激によって悪心が誘発される（図31）。さらには大脳皮質からの入力によっても悪心は誘発される。受容器からの情報は迷走神経、内臓神経、舌咽神経などを介して大脳皮質に伝えられ悪心の感覚が認知されるが、それと同時に受容器からの情報は延髄の嘔吐中枢に伝えられる。

B 嘔吐の発生

　悪心が出現する際には唾液分泌亢進、冷や汗、顔面蒼白、めまい、除脈、頻脈、血圧低下など自律神経症状を伴うことが多く、自律神経との深い関連が示唆されている。悪心に続いて嘔吐が発生する場合は、さまざまな刺

激が延髄の嘔吐中枢に伝えられ、迷走神経および交感神経からなる自律神経系と体性運動神経を介して嘔吐を発生させる。この場合、最初に胃の幽門前庭部が収縮（交感神経活動）して胃内容物が十二指腸に流れないようになり、同時に食道、胃噴門部が弛緩する（副交感神経活動）。次いで、横隔膜と腹筋が激しく収縮（体性運動神経活動）して胃を圧迫し、内容物が弛緩した噴門部、食道を逆流して嘔吐に至る。通常、嘔吐時には声門は閉じられるとされているが、吐物を吐き出す瞬間には"オェー"という声を出すことが多い。これは、横隔膜と腹筋の強い収縮による腹圧上昇によって胸郭が下から押されて、肺内に残っている空気も押し出され、強制的な呼気運動が発生したために起こると考えられる。これは肺内に吐物が流れ込まないようにする自然の仕組みである。嘔吐時には消化管内での圧上昇、呼吸筋や腹筋などの異常な収縮などの末梢情報が大脳皮質に伝えられ、悪心とは別の不快感や苦痛が発生する。

C 悪心・嘔吐に伴う苦痛

　アルコールの飲み過ぎ、船酔い、食中毒、精神的ストレス、妊娠など普通の生活のなかでも悪心・嘔吐に遭遇する機会は多い。このような状況下で悪心・嘔吐が長時間持続すれば筆舌に尽くしがたい苦痛になることは誰でも理解できる。胃の内視鏡検査を受けたことのある人ならばすぐにわかると思うが、内視鏡が咽頭を通過する際の"オェー"となり思わず吐きたくなる不快感が何時間も続いたらと考えると寒気が走るのが普通の人である。また、悪心・嘔吐は病気の治療過程のなかでも厄介な副作用としてたびたび出現する症状である。例えば、抗悪性腫瘍剤の投与を受ける患者にとってもっとも苦痛を感じる副作用の一つとされている。ちょっと話は古くなるが、40年くらい前に"時計じかけのオレンジ"という未来小説を映画化した作品があった。この映画の中で主人公の悪ガキ暴力少年が暴力的

映像を見ると投薬によって悪心が発生するという実験医療を繰り返し受けるという場面がある。これは恐怖条件反射を作成して暴力的な人間を大人しく無害な人間に変えるという試みであるが、悪心や嘔吐で発生する耐えがたい苦痛は暴力さえ制御するというような例である。悪心・嘔吐が十分にコントロールされない場合、脱水・電解質異常・栄養障害・誤嚥性肺炎などの生命を脅かしかねない多くの合併症を来す可能性があり、さらに悪心・嘔吐が怖くて治療ができないあるいは治療を中止せざるをえない状態が医療現場ではたびたび出現する。

　一方、悪心・嘔吐をそれほど苦痛とは考えなかった時代もあるようである。例えば、古代ローマ人は悪心・嘔吐はけっして体に悪いものではなく、むしろ催吐剤を飲んで吐くことを一種の健康法と考えていたようで、当時の医学書には月に2度実践することを勧めたものもある。食べすぎ飲みすぎで悪い物を身体の中にため込むよりは定期的に身体の中を完全に綺麗にしたほうが健康的であるという考えと思われる。この考えは毒物に対する生体の反応という見地から、腐った食べ物を吐いてしまうこと自体が生体のもっている防御反応と考えると理解しやすい。

　また、中国医学では悪心・嘔吐などの症状を引き起こす直接的な要因は、身体エネルギーの異常で'胃気の上逆'が生じているものとしている。つまり、胃気が正常であれば、食道から胃、胃から腸へと下へ向かう流れをつくり消化を助けているのに、身体に異常がある場合、胃気が逆流して腸から胃へと流れが上に向かってしまい、悪心・嘔吐を起こしているということになる。

4. 痒み

A 痒みの発生機序

　痒み（瘙痒感）は痛みに劣らず不快な感覚である。痒みは皮膚で発生することがもっとも多いが、眼瞼結膜や鼻粘膜などの粘膜でも発生する。痒みには不明なことが多く、いまだにこの感覚を伝える神経線維の同定やその末梢神経が脊髄のどの部分に投射するかは明らかにされていない。しかし、痒みは痛みと同様にC線維を介して末梢から中枢に伝えられるものと考えられている。事実、痒みのある部分の周辺に局所麻酔を注射すると、痒みと同時に痛み感覚も消失するが、この理由は局所麻酔がC線維の活動を抑制することによると考えられている。また、先天的にC線維が欠如した疾患に先天性無痛症あるいは先天性無痛無汗症と呼ばれる疾患がある。この疾患の患者は痛みと同時に痒みも感じることはない（コラム16）。一方、痛みと痒みには違いも認められる。例えば、動物の足や手に痛み刺激を与えると瞬間的に関節を屈曲して痛みから遠ざかろうとする'逃避屈曲反射'を引き起こすが、痒み刺激を与えた場合は、刺激を取り除こうとして皮膚の引っ掻きを繰り返す'引っ掻き反射'を誘発する。また、痒みは掻くことで消失するが、痛みを和らげる作用をもつ麻薬は痒みを惹起したり増強したりすることもある。したがって、痒みと痛みは似た点が多いが、必ずしも同じ機序で発生するとはいえない。それでも、この両者が複雑に関係しあっていることは確かである。

　さて、痒みを誘発する代表的な物質はヒスタミンと呼ばれている化学物質である。もっとも典型的な場合、引っ掻きによる皮膚への刺激、薬物や食物によるアレルギー反応などで皮膚内の肥満細胞と呼ばれる細胞からヒスタミンが遊離放出されると、ヒスタミンが知覚神経C線維末端を刺激し、この刺激が中枢に伝達され痒みとして認識されると考えられる（図32）。

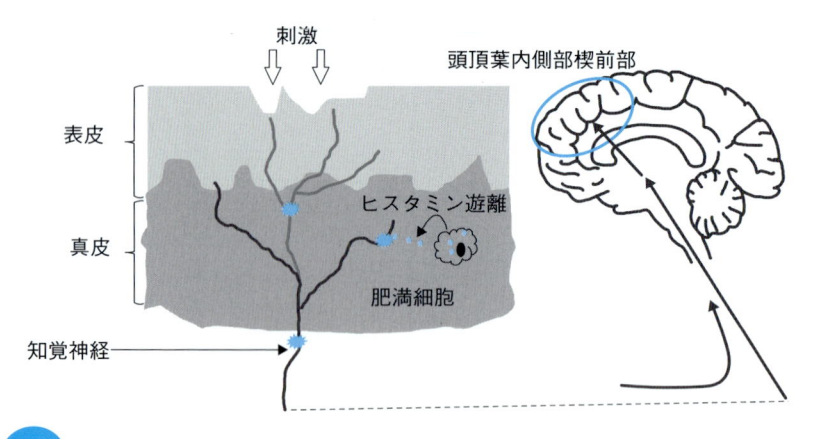

図32 痒み刺激の中枢への伝達

コラム 16　先天性無痛症と先天性無痛無汗症

　先天性無痛症（congenital insensitivity to pain：CIP）は遺伝的要因により主に神経障害などを含む非常にまれな先天的疾患群である。また、無痛に加えて全身の発汗低下を合併したものを先天性無痛無汗症（congenital insensitivity to pain with anhidrosis：CIPA）と呼ぶ。これらはいずれも常染色体劣性遺伝形式を示すが、詳しいことはわかっていない。CIPAは日本に多いとされ、100名上の患者がいると考えられる。CIPAではC線維に加えてAδ線維が発生の過程で欠損ないし減少する。そのため、温度感覚、痛覚、痒み、発汗が消失する。軽度、あるいは境界線上程度の知的障害を併発することも多い。温痛覚の消失により骨折・脱臼・熱傷などの外傷の発見や診断が遅れ、さまざまな障害が発生する。根本的治療法はなく、対症治療、日常生活上でのケアにとどまる。外傷の予防に装具や環境整備、口唇・舌の損傷に対しては保護プレートが

有効である。体温上昇のため運動は不可能であり、プールでの水泳のような体温の上昇を伴わない運動しかできない。厚生労働省障害者総合福祉推進事業の一環としてこの疾患に対する小冊子が作成されている。また、現在、無痛無汗症の会'トゥモロウ'が支援団体として存在する。

　しかし、すべての痒みがヒスタミンで説明できるわけではない。例えば、アトピーや疥癬などの皮膚疾患では抗ヒスタミン薬を投与しても痒みは残ることが多く、ほかの化学物質例えばブラジキニンが知覚神経を刺激する可能性もある。また、閉塞性黄疸時に発生する痒みは胆汁酸が知覚神経を刺激するものと考えられている。さらに、痒みの発生には皮膚の状態が重要な役割を果たす。つまり、正常な皮膚は、水分と油分で外部からの異物の侵入を阻止しているが、皮膚の表面から水分や油分が失われと、外からの刺激に敏感になり、ヒスタミンの遊離が起きやすい状態になると考えられる。痒みはストレスや栄養不足、血行障害でも発生するが、これらの痒みについての発生機序は明らかではない。さらに、問題を複雑にしているのはモルヒネなど麻薬によって発生する痒みである。臨床の場で仕事をしている人ならば経験すると思うが、点滴注射などの麻薬全身投与や硬膜外鎮痛法で脊髄周辺に麻薬を投与すると痛みよりも痒みがつらいと訴える患者が多いのである。これらの痒みは、皮膚などでヒスタミン遊離が原因で発生する末梢性の痒みに対して、中枢性の痒みといわれることもある。最近の研究によって、痒みが痛みとは独立した神経経路をもった感覚であり、痛みには反応しない脳部位が痒みに反応することが明らかとなった。この研究は自然科学研究機構生理学研究所の柿木隆介教授らの研究グループが行ったものである。この研究グループは電気的に'痒み'を引き起こす痒み刺激装置を開発し、この刺激装置を用いて痒みを誘発し、fMRIと脳磁図を用いて脳内変化を検討した。その結果、'痒み'の脳内認知は、'痛み'

と共通部分もあるが、'痒み'の認知では特に頭頂葉内側部楔前部と呼ばれる部位の重要性が明らかになったのである。この部分は体が受けた感覚情報をもとに情報処理する脳の部位であるが、'痛み'認知のときには活動はみられなかった。さらに、同研究グループは、痒いところを掻くこと（瘙破）によって生じる快感に'報酬系'と呼ばれる脳の部位（中脳や線条体）が関係することを明らかにしている。この結果は、報酬系の活性化が瘙破による快感を引き起こす原因であることを示すものである。痛みと同様に痒みにも下行性抑制系のみならず広汎性に抑制調節を引き起こす機序があることが示唆されているが、詳細はまだ明らかになっていない。

B 痒みの苦痛

　痒みが直接の原因で死んだ人がいるという話は聞いたことがないが、ひどい痒みが苦痛となることに間違いはない。アトピー性皮膚炎の患者が皮膚を掻きむしり、それがさらに痒みを増強し不眠になるという話はよく聞く話である。太宰治は短編小説'皮膚と心'のなかで、痒みの苦しみを以下のように表現している。"けれども痒さは、波のうねりのようで、もりあがっては崩れ、もりあがっては崩れ、果しなく鈍く蛇動し、蠢動するばかりで、苦しさが、ぎりぎり結着の頂点まで突き上げてしまう様なことは決してないので、気を失うこともできず、もちろん痒さで死ぬなんてことも無いでしょうし、永久になまぬるく、悶えていなければならぬのです"。また、オーストラリアの52歳の女性Janet Millsは珍しいタイプの皮膚癌による耐えられない痒みに3年間も悩まされ続けていた。その痒みは想像を絶するほどで、就寝中も掻き続けるので朝になるとシーツは剝がれた皮膚の落屑と血だらけになり無惨な状態になるのであった。彼女はこの痒みのため安楽死を希望し、当時オーストラリアで安楽死が認められていた北部準州に移り住み、1997年1月1日に最後の手紙を書き残し、静かな死を迎

えた。痒みを増悪させる因子で無視できないものに心的ストレスがある。これは痒み自身が不眠や抑うつ状態を起こし、これらがさらなるストレスとなるのである。また、アトピー性皮膚炎などでは掻きむしりのために皮膚症状の悪化による容貌の変化を引き起こすことさえある。若い女性などにはとりわけ大きな問題である。そして、これが新たな心的ストレスとして、不安、抑うつ、怒りなど情動変化を伴い日常生活，社会生活に支障を来し，場合によっては引きこもり傾向となることがみられる．同時に、これらの精神的苦痛はアトピー症状をさらに悪化させ、いわゆる、悪循環に陥ることになるのである。

5. 便意と尿意

A 便意・尿意の発生と排便・排尿の機序

便意とは、大便がしたいという感覚のこと。便が直腸に入ることで直腸の神経を刺激し、その刺激情報が骨盤神経から脊髄を通して大脳に伝えられ、これにより便意が発生する。尿意とは、尿がしたいという感覚のことである。膀胱内に尿がたまってくると、膀胱内圧が上がり、神経を刺激し、尿意として感じるようになる。便意も尿意も生理的欲求であり、それ自身は苦痛ではないが、過度に我慢をすると身体的苦痛となる。また、尿意や便意が失われるような状態になれば、失禁が発生、精神的な苦痛が発生することになる。

便意や尿意を理解するためには大腸・肛門系および泌尿器系の解剖、さらには排便および排尿の機序を理解しなければならない。最初に、肛門管は内・外肛門括約筋により閉鎖されている。内肛門括約筋は意志によってコントロールできない不随意筋である輪走筋が肥厚したものであり、交感神経の緊張活動で収縮し、副交感神経活動で弛緩する。外肛門括約筋は意

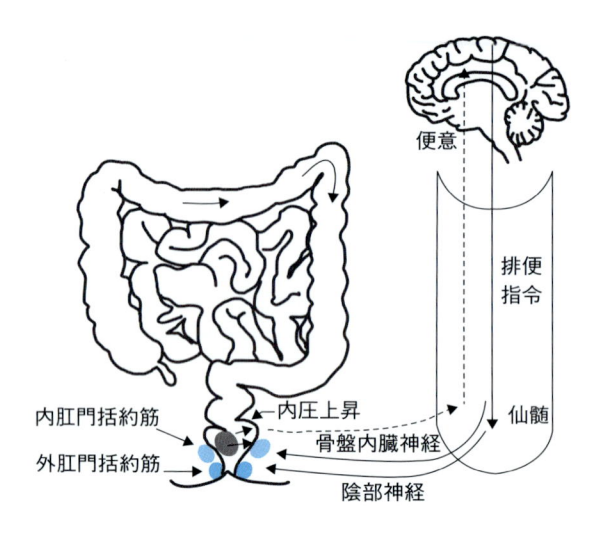

図33 排便の調節機序

志によるコントロールが可能な随意筋である横紋筋で構成され、陰部神経活動で収縮する。排便が生じるためには内外の括約筋が同時に弛緩する必要がある。通常、排便は以下のように行われる。まず、直腸に糞便が輸送されてくる。これによって直腸壁が伸展すると、直腸壁の伸展受容器が興奮し、この興奮が骨盤神経（副交感神経）を介して腰仙髄部位に到達し、直腸-直腸収縮反射と直腸-内括約筋弛緩反射という脊髄反射（自律神経反射）が発生し、糞便を排出しようとする。しかし、排便は糞便がある程度蓄積されたところで一気に発生することが普通である。ここで外括約筋の活動がその調整に一役果たすのである。すなわち、排便の脊髄反射が発生すると同時に外括約筋が一過性に収縮し、この糞便排出を防止するように働く。しかし、直腸がさらに伸展され、その情報が大脳皮質に伝えられると、脊髄反射による直腸収縮と大脳皮質に由来する陰部神経を介した意識的な外括約筋の弛緩、さらに'いきみ'動作による腹圧の上昇が加わると、排便は一気に加速する（図33）。

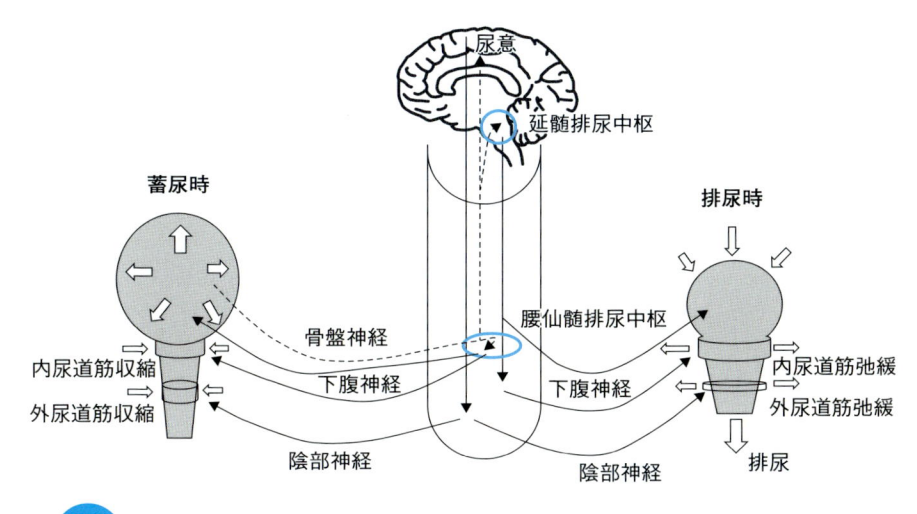

図34 排尿の調節機序

　似たような現象が排尿の際にもみられるが、排尿の場合は排便よりも複雑である。まず、膀胱に尿がたまり始めると膀胱内壁が伸展し、内壁内に存在する受容器が興奮し、次いで求心性内臓神経が興奮する。この興奮は骨盤神経を介して腰仙髄の排尿中枢および脳幹の排尿調節中枢（延髄排尿中枢）、さらに大脳皮質に伝えられる。腰仙髄部に伝えられた興奮は膀胱支配の下腹神経（交感神経）を介して反射的な膀胱弛緩と内尿道括約筋収縮が生じ、これによって膀胱には圧を高めずにある程度の尿を貯留させる蓄尿反射と呼ばれる反射が出現する。同時に陰部神経が反射的に興奮して外尿道括約筋の緊張を高めて尿漏出を抑える。しかし、膀胱内の尿量がある限度（成人では400〜500ml）になると、脳幹の排尿調節中枢からの指令が脊髄を下行し、膀胱内圧が急激に上昇し、内尿道括約筋は弛緩し排尿がなされる（図34）。

B 排便・排尿障害に伴う苦痛

　排便や排尿が障害されると苦痛が発生することがある。この場合2つの苦痛が考えられる。第1の苦痛は精神的苦痛であり、便失禁、尿失禁に悩む患者が経験するものである。この苦痛は羞恥心や自尊心、教育などと関係する。第2の苦痛は身体的苦痛であり、膀胱内圧や直腸内圧の上昇によって発生する不快感や腹痛などが含まれる（コラム17）。実際の意味で死ぬほどの苦しさを味わうのはこの身体的苦痛である。これはある意味では疼痛とまったく同じである。特に、急性完全尿閉とも呼ばれる状態は、尿意があっても尿が完全に出なくなる状態であり、激しい尿意と下腹部の激しい痛みに七転八倒することになる。原因として前立腺肥大や癌あるいは尿道結石などで尿道が完全に閉塞することが考えられる。

コラム 17　尿管カテーテルによる苦痛

　比較的大きな手術を受けた患者は、自分でトイレには行けず、尿管バルーンカテーテルという管を尿道から入れて管理されることがある。この場合、カテーテル挿入が刺激となって発生する痛み以外の不快感をしばしば耳にする。これらのうち、もっとも頻度が高いのは尿意や残尿感に関するものであろう。膀胱内にカテーテルが入っており、持続的に尿は排出されているにもかかわらず、尿意や残尿感を訴えるのである。この理由として以下のようなものが考えられる。まず、カテーテルが折れ曲がったり、膀胱粘膜と接触して塞がったりして、排尿が不十分で膀胱の膨張が存在することがある。次にカテーテルが直接的に尿道粘膜を刺激して、尿意や残尿感を引き起こすことが考えられる。さらに、膀胱内にあるカテーテルとバルーンが膀胱粘膜を刺激し、膀胱の過敏性を引き起こし、膀胱内圧が低いにもかかわらず、尿意や残

尿感を引き起こすことがある。尿感粘膜や膀胱粘膜の刺激にはカテーテルのサイズや材質が関係することがある。

6. 怠さ（全身倦怠感）

'怠い'という言葉は、疲れや病気などで体を動かすのがおっくうであることを指す。ほかの感覚と同様に身体的な'怠さ'と精神的な'怠さ'が存在する。身体的怠さはたびたび疲労という言葉で置き換えられることがあるが、両者が同一かどうかは大いに疑問がある。例えば、著者は若い時期に針刺し事故ののちに劇症肝炎になったことがあることは本書の最初に述べた。そのときには教科書どおりの肝炎による'怠さ'を経験したわけであるが、そのつらさは筆舌しがたいものであった。身の置きどころのない'つらさ'はいわゆる'疲労感'とは明らかに違うというのが実感である。疲労は生理的疲労と病的疲労に区別することができる。生理的疲労とは、基礎疾患のない者で、活動量が休養のレベルを上回る場合に現れるもので、休息によって回復が可能なものを指す。病的疲労とは、癌、結核、後天性免疫不全症候群（acquired immunodeficiency syndrome：AIDS）などの身体疾患やうつ病、睡眠障害などの精神疾患が存在する場合や、慢性疲労症候群など続的な疲労を特徴とする疾患による疲労のことである（コラム18）。病的疲労には発熱、リンパ節の腫れ、記憶障害などの他覚症状を伴うこともある。疲労は身体にとって生命と健康を維持するうえで重要な意味をもつものと考えられている。例えば、健常者が感じる疲労感や倦怠感（生理学的疲労）は体が休息を必要としていることを知らすべき役割があるものと考えられる。病人は健常人に比べて、圧倒的に疲労感が強いが、病人が感じる疲労（病的疲労）が生理学的疲労と同じものかどうかは論議の多いところである。病人と健常人が感じる疲労に質的な違いのある可能性、

病的疲労でも肝炎患者の疲労感と悪性腫瘍患者の疲労感、あるいは糖尿病患者の疲労感が質的に違いのある可能性も否定できない。疲労は、末梢性疲労と中枢性疲労に分類される。末梢性疲労とは、脳以外の身体（末梢）、すなわち筋肉などに由来する疲労感覚を感じる状態である。中枢性疲労とは、脳が主体となって疲労を感じている状態である。現段階では疲労を感知するような受容体や中枢の存在は確認されていない。精神的怠さは"心が疲れた"というべき状態であり、仕事のストレス、対人関係、家族の悩みなどで憂うつな気分が続く状態である。この状態が過度になればいわゆる'うつ'状態となるものと思われる。原因は中枢にあることは間違いないが、詳しい発生機序については明らかでない点が多い。

コラム 18 慢性疲労症候群について

慢性疲労症候群（chronic fatigue syndrome：CFS）は比較的新しい疾患概念であり、原因不明の強い疲労が長期間（一般的に6カ月以上）に及び継続する病気とされている。筋痛性脳脊髄炎、ウイルス感染後疲労症候群あるいは慢性疲労免疫不全症候群（chronic fatigue and immune dysfunction syndrome：CFIDS）とも呼ばれる。患者が訴える主な症状は、体をなんとか動かせるレベルから寝返りさえ打てない状態までの身体および思考力両方の激しい疲労であり、それに伴い、日常生活が著しく阻害される。原因は現在のところ不明であるが、有力な説として、ストレスや遺伝的要因による免疫低下、内分泌異常、それらによる感染症の発症、そして脳機能障害が組み合わさって症状が現れるといわれている。

中枢性疲労発生に関しては以下のような諸説が存在する。もっとも有名なものはセロトニン説である。

A セロトニン説

通常、神経伝達物質としても機能するセロトニンの前駆物質（元となる物質）であるトリプトファンは血液中のアルブミンタンパクによって運搬されている。運動時にはエネルギー源として脂肪酸を多く利用するようになるが、脂肪酸は優先的には血清アルブミンに会合（ゆるい結合）して運搬される。このため、運動時にはアルブミンに結合していないトリプトファンの量が増大する。その結果、脳内へのトリプトファン供給が増大し、脳内セロトニン濃度が増加することが中枢性疲労の発生につながるとするのがこの説である。しかし、この説では運動していないのに感じる疲労の発生機構は説明できない。またセロトニンの増大が疲労感につながるかどうかも明らかでない。

B アンモニア説

長時間の運動あるいは飢餓などで、体タンパク質を分解してエネルギー源とするような状況では、アミノ酸が脱アミノ化されてアンモニアが生成する。大量のアンモニアが生成すると一部が脳に到達し、ニューロンに影響して疲労感が生じるとするのがアンモニア説である。しかし、血中アンモニアレベルが上昇するほどの運動はきわめて激しい運動であり、慢性肝炎などで疲労感が出現する場合でも血中アンモニアレベルは正常であることが多い。

C サイトカイン説

最近、細胞から放出されホルモンのような働きをもつサイトカインと呼ばれる生理活性タンパク質が中枢性疲労に関与するとの説が提唱されてい

る。サイトカインはインターフェロン、インターロイキン、腫瘍壊死因子（tumor necrosis factor：TNF）-α、トランスフォーミング増殖因子（transforming growth factor：TGF）-βなど多くの種類があるが、このようなサイトカイン投与は副作用として発熱や疲労感を引き起こす。また、サイトカインが主にグリア細胞によって中枢神経内でも産生されることもよく知られている。脳内サイトカインは炎症ストレスのみならず非炎症ストレス時にも産生され、これが中枢性疲労に関与する可能性は十分あると考えられる。

7. 眠気・不眠

　眠気とは今にも眠りに入りそうな気持ち、すなわち睡眠に対する欲求を表すものである。眠気が苦痛となるのはその時点で眠りたくないという気持ちがあるからであり、けっして眠気そのものが苦痛となっているわけではない。言い換えれば、眠気との戦いが苦痛なのである。逆に明らかに頭は疲れていて、眠りたいのに眠れない。これが不眠であり、眠れないことへの精神的苦痛が問題となる。

A 睡眠と覚醒

　近年、睡眠と覚醒の調節機序研究が進み、脳内の視床下部にある覚醒系神経核からなる覚醒中枢と睡眠系神経核からなる睡眠中枢が互いに抑制しあうことで、24時間周期の睡眠・覚醒リズムが形成されていることがわかってきた。睡眠系神経核の代表的なものは視床下部の腹側外側視索前野（ventrolateral preoptic：VLPO）と呼ばれる部分で、覚醒系神経核の代表的部位は結節乳頭核（tuberomammillary nucleus：TMN）や青斑核（locus ceruleus：LC）と呼ばれている部位である。覚醒中枢と睡眠中枢は相互に抑制しあう関係にあり、その調節は生体時計によって行われている（図35）。基本的に睡

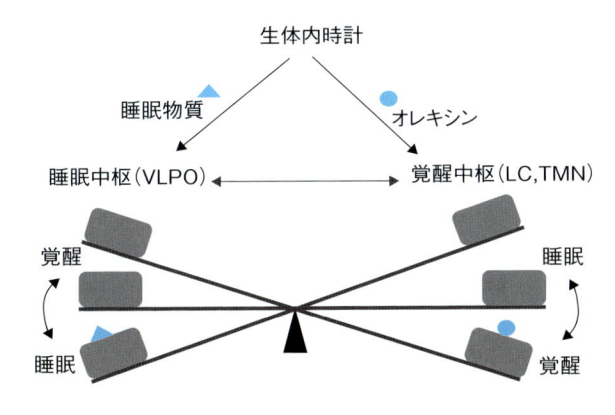

図35 睡眠と覚醒の調節機序

眠と覚醒のどちら側に向くかはそのバランスによって決まる。例えば、覚醒中枢の活動が抑制されると睡眠が始まり、逆に睡眠中枢の活動が抑制されると覚醒が始まると考えられているのである。このような相互抑制は生物時計中枢である視交叉上核によって影響を受けている。したがって、睡眠欲求に逆らって覚醒度を保とうとする場合は視交叉上核からの覚醒系神経核への興奮性神経活動増加と睡眠系神経核への抑制性神経活動増加が同時に働くことによって眠っている脳を無理やり起こしているような状態が起き、これによって眠気が発生するとも考えられる。

さらに、オレキシンという神経ペプチドを産生するニューロンが視床下部外側部に存在しており、この物質は覚醒の維持に関与している（コラム19）。オレキシンの分泌は生体時計に依存している。例えば、われわれが朝に眠りから覚めるのは、朝になるとオレキシンを分泌するニューロンの活動が増し、オレキシンを覚醒中枢に供給するためといわれている。一方、われわれの体内には眠りを引き起こす物質（睡眠物質）の存在もある。現在、睡眠物質は数十種類あることがわかっており、体内のあらゆる場所に存在して、起きている時間に徐々にたまっていくと考えられている。メラトニ

ンという名を聞いたことがある人は多いと思うが、これは睡眠物質の一つである。メラトニンは日内変動があり、外が明るい時昼間にはほとんど分泌されず、夕方以降暗くなってくると分泌量が増え、午前2時ごろに分泌量がピークに達するといわれている。また、年齢を重ねるごとにメラトニンの分泌は減っていき、日内変動も少なくなる。夜間のメラトニンの不足により、老人は朝が早く目が覚め、あるいは夜中に何度も目が覚めるといわれている。

コラム 19 オレキシンの働き

オレキシンとは、1998年にテキサス大学の柳沢教授らのグループによって発見された、食欲や睡眠に関連する新しい神経伝達物質である。オレキシンは、視床下部外側野に存在するニューロンが産生している物質であり、当初は食欲や報酬に関連した物質として注目された。因みに、オレキシンは'食欲'を意味する'orexis'から名づけられた。その後の研究によって、この物質は睡眠や覚醒と深い関係をもち、オレキシンが欠乏するとナルコレプシーといって突然眠気に襲われ、居眠りしてしまう睡眠障害が発生することが明らかとなった。オレキシンには、当初報告された摂食量増加のほか、自発運動量の亢進、飲水量の増加、交感神経の亢進、血中コルチコステロイドの上昇、プロラクチン濃度の低下などさまざまな薬理活性があるといわれている。

プロスタグランジン（prostaglandin：PG）D_2は強力な睡眠物質であるが、PGD_2で動物を眠らせると脳内でアデノシンという物質の濃度が上昇する。アデノシン自身も睡眠中枢を活性化する睡眠物質であるが、PGD_2からみた場合は第2の睡眠物質となり、PGD_2による睡眠はアデノシンを介して発生するのである。また、コーヒーなどに多く含まれるカフェインはアデ

ノシン受容体の拮抗薬であり、アデノシン投与で眠くなった動物をカフェイン投与で覚醒させた実験報告もある。したがって、コーヒーが眠気覚ましになるというのも理論的根拠がある話となる。眠気が特に問題となるのは、重要な仕事が進行中で意識を鮮明に保つことが絶対的に必要な状態にある人が眠気を感じたときや、末期の患者が処方された麻薬の影響で頭がぼんやりしたり極度の眠気が出現したりする場合である。睡眠欲（コラム20）は食欲・性欲と並ぶ人間の三大欲求の一つとされており、これを拒絶することに困難が伴うことは容易に想像できるであろう。

コラム 20 睡眠欲と断眠実験

　ヒトは睡眠欲にどこまで抵抗できるのであろうか。断眠実験によって調べられている結果からは、ヒトが眠らずにいられるのは、2週間前後が限界であるようである。2007年5月25日にトニー・ライト（Tony Write）というイギリス人の42歳の男性が、ウェブカメラでのインターネット中継のもとで266時間（11日間と2時間）に成功したのがこれまでの最長記録である。彼の挑戦以前には、アメリカ人のランディ・ガードナー（Randy Gardner）による264時間がギネス記録に不眠記録として掲載されていた。トニー・ライトの新記録はギネス記録に記載されることはなく、彼の挑戦後、最長不眠時間に関するギネス記録項目も削除された。その理由は、不眠限界への挑戦には非常に大きな危険を伴うからである。通常、ヒトは数日間睡眠を奪われると、脳の高次機能に障害が発生し、妄想や幻覚などが現れる。さらに、身体的にも体重減少、免疫力の低下などの異常がみられる。このような変化は睡眠によって改善し、2～3日熟睡すると、健康を回復するといわれている。極度の不眠の影響が最終的にはどのような結果になるかについての詳しい研究はなされていないが、ネズミを使った実験によると2～3週間の断眠で死に至ることが報告されている。

B レム睡眠とノンレム睡眠

　睡眠不足が眠気を誘うことに疑いはないが、そもそも睡眠とはいかなる状態かを知る必要がある。ヒトの睡眠は、眼球運動と脳波のパターンから大きく分けると、2つに分類できる。一つは眼球運動があるが行動的には眠っているレム（rapid eye movement：REM）睡眠と呼ばれているもので、もう一つはノンレム（non-REM）睡眠と呼ばれるものである。脳波からみると、レム睡眠はまるで覚醒時のような脳波であり、ノンレム睡眠は徐波となりいかにも脳が休んでいるという感じである。ノンレム睡眠は脳波から4段階に分けられる、ステージ1はうとうと状態で脳波は低振幅の徐波が少しずつ増えている状態、ステージ2は淡い睡眠相で徐波が連続するようになり、ときどき紡錘波が混じる状態、ステージ3〜4は深い睡眠相で高振幅所が出現する状態となる。成人では6〜9時間程度の睡眠を必要とするが、その間にステージ1〜レム睡眠が60〜90分程度の周期で反復する（図36）。レム睡眠とノンレム睡眠の意義は完全には解明されていないが、レム睡眠は体を休めている間に起きていたときに記憶したことを固定化する役割を果たし、ノンレム睡眠は脳そのものを休ませる役割があるのではないかと推測されている。いずれにせよ、熟睡感を得て、眠気がない状態を得るためには、十分なノンレム睡眠時間を得て脳を休ませることが必要だといわれている。また、目を覚ますタイミングも浅い眠りの状態で起きるほうがよいといわれている。

8. 空腹と渇き

　ヒトは生命活動を営むためにエネルギー源を外界に求め、摂食、飲水行動を介して体内に取り込んでいる。お腹がすいた（空腹感）、のどが渇いた（渇き感）などの感覚は摂食および飲水行動を起こす基本的な感覚である。こ

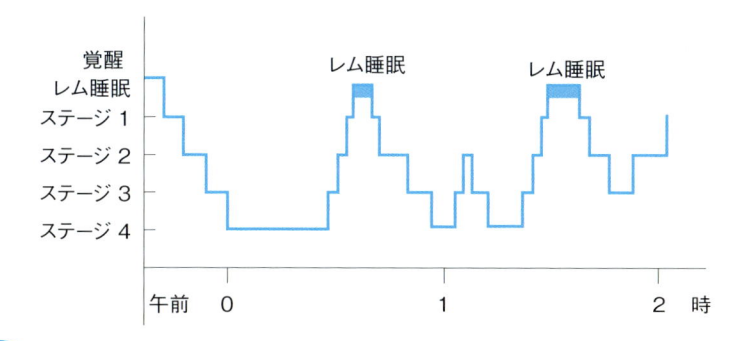

図36 睡眠サイクルとノンレム睡眠、レム睡眠

れらの感覚が極度に高まった場合には空腹や渇きは苦痛となる。

A 摂食行動の調節

　摂食行動は視床下部や脳幹などに存在する中枢神経機構によって調節されている。空腹感の発生は脳の視床下部外側野という部分が中心となって関与することが知られている（図37）。この部分にはブドウ糖により活動が抑制されるグルコース感受性ニューロンと呼ばれる神経の塊がある。また、動物の視床下部外側野を電気刺激すると摂食行動が生じ、逆に両側破壊すると重篤な摂食行動の障害が発生する。したがって、空腹感は血糖の低下が視床下部外側野のグルコース感受性ニューロンの活動を惹起することで発生し、空腹感が摂食行動を引き起こすと考えられる。血糖低下以外では遊離脂肪酸がこの部位を直接刺激する物質として知られている。血糖値が低下すると、体内の中性脂肪が分解されて血液中の遊離脂肪酸の濃度が高くなることがあるが、これによって血糖値低下による摂食中枢亢進作用が増強する。この視床下部外側野周辺の部位は以前より摂食中枢と呼ばれている部分である。

　この部位はまた、メラトニンやオレキシンなどの睡眠と関連する物質を

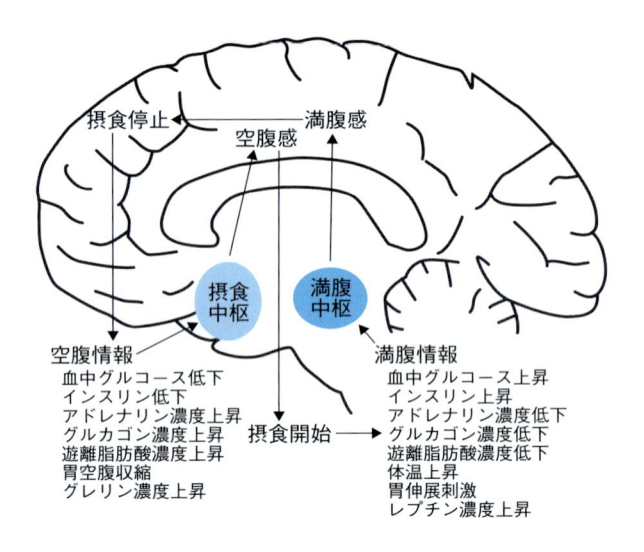

図37　摂食行動と中枢の役割

摂食中枢　空腹情報
- 血中グルコース低下
- インスリン低下
- アドレナリン濃度上昇
- グルカゴン濃度上昇
- 遊離脂肪酸濃度上昇
- 胃空腹収縮
- グレリン濃度上昇

満腹中枢　満腹情報
- 血中グルコース上昇
- インスリン上昇
- アドレナリン濃度低下
- グルカゴン濃度低下
- 遊離脂肪酸濃度低下
- 体温上昇
- 胃伸展刺激
- レプチン濃度上昇

分泌する部位でもあり、睡眠と空腹が密接に関連していることも示唆させる。例えば、睡眠不足になると空腹感が増すことがわかっている。

その他、グレリンと呼ばれる胃から分泌されるホルモンも空腹感を発生させ、食欲を増進する。その反対にレプチンという脂肪細胞から分泌されるホルモンは食欲を抑制する。

一方、視床下部の腹内側部には視床下部腹内側核と呼ばれる部分があり、満腹感の発生に関与している。この部位は、電気刺激すると摂食が停止し、破壊すると過食・肥満が発生することから満腹中枢とも呼ばれている。ここにはブドウ糖により活動が促進するグルコース受容ニューロンと呼ばれる神経の塊があり、血糖値上昇で刺激される。言い換えると、血糖値上昇で満腹感が出現し、摂食を抑制するのである。さらに、好きなことに夢中になっているときやスポーツ観戦などで興奮しているときには空腹感を感じにくいが、これは興奮によってアドレナリンが分泌されることが原因である。アドレナリンが分泌されると、肝臓にグリコーゲンとして蓄積して

いる糖を血液中に放出するため、血糖値が上昇し空腹感が生じにくくなる。アドレナリンは、興奮しているときやストレスがかかっているとき、運動しているときなどに分泌される。糖尿病によって空腹感を強く感じる場合もある。糖尿病では、血液中にブドウ糖があるにもかかわらず、ブドウ糖がスムーズに細胞に運ばれないため、脳がエネルギー不足と認識してしまい、強い空腹感を感じてしまうのである。

B 飲水行動の調節

　一方、渇きに関しては、摂食の神経機構ほどは明確にされていないが、視床下部外側野の摂食中枢に隣接した一部分がもっとも重要な働きをしていると考えられている。この部位は摂食中枢とは別の部位であり、ここを破壊すると無飲が起こり、電気刺激をすると多飲が起こるのである。この部分に飲水行動に関わる中枢、すなわち飲水中枢が存在すると考えられている（図38）。

　飲水は血漿浸透濃度と細胞外液量によって調節されている。脱水によって血漿浸透濃度が高まると、前視床下部に存在する浸透圧受容器（osmoreceptor）が刺激され、その刺激情報は飲水中枢に伝えられる。また、水の欠乏や出血によって細胞外液量が減少すると、脳室周囲器官（circumventricular organ）にある伸展受容器（stretch receptor）が刺激されるとともに、レニン-アンジオテンシン系が働き、アンジオテンシンⅡが脳室周囲器官に作用して、情報が飲水中枢に伝えられる。さらに身体水分量の減少は唾液量の低下を招き、これによって口や喉の粘膜の乾燥に伴う乾燥感が発生する。これらの結果、渇きの感覚を生じ、飲水行動が誘起される（コラム21）。このほか、左心房容積受容器、血圧受容器（baroreceptor）も渇きの感覚に関与している。脱水による浸透圧の上昇はまた、脳下垂体後葉系を刺激し、抗利尿ホルモンを血中に放出する。抗利尿ホルモンは腎で水分の再吸収を促

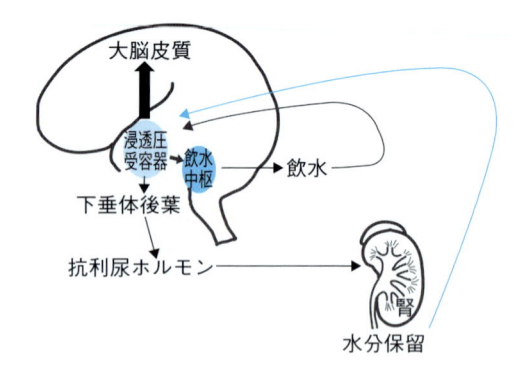

図38 飲水中枢と飲水行動の調節

進しつつ尿量を減少させる。つまり、水分の漏出を防ぎ、浸透圧の上昇を最少に保とうとするのである。飲水の結果、浸透圧は低下し、渇き感はなくなるが、必要以上の大量の飲水を行った場合は抗利尿ホルモンが強く抑制され、その結果、腎での水分再吸収も抑制され、尿の排出が増大する。これによって、余分な水分は体外に出て、適切な浸透圧が保たれる仕組みとなっている。

コラム 21 飲水行動と水中毒

　口や喉の渇きは飲水行動を引き起こす重要な要因である。しかし、水を一口飲むと喉の渇きは癒され、飲水行動は反射的に強く制限を受ける。このような飲水行動の抑制がなく、浸透圧が下がるまで飲水を続けると、水分摂取過剰の状態となり、いわゆる水中毒が発生することになる。言い換えると、一口の水で喉の渇きを癒すことが水中毒発生を防止することに役立っていると考えられる。水中毒とは、過剰の水分摂取によって生じる中毒症状であり、低ナトリウム血症が原因と

なり痙攣や昏睡を生じ、重症では死に至ることもある状態を指す。水中毒は通常の医療においてもしばしばみられる。例えば、最近は泌尿器科で膀胱内を水で満たしながら膀胱内視鏡を使用した手術が盛んに行われている。このような手術の際に膀胱内の水が膀胱粘膜から吸収され、結果として体内の水分が過剰になり、低ナトリウム血症、さらには水中毒が発症するのである。

9. 腹部膨満感

　お腹が張るような不快感を腹部膨満感といい、消化器病では比較的一般的な症状である。また、末期がん患者が訴える症状のうちでも比較的頻度の高いものである。腹部膨満感の原因はさまざまであり、消化管内のガスの産生と排泄のバランスの崩れや食べ過ぎや飲み過ぎなどによって消化器に対する過度の負担が発生した場合から、炎症や腫瘍による消化管の圧迫など数多くの原因で発生する。腹部膨満の症状は比較的あいまいであり、不快が発生している部分、その程度や質を正確に表現できないことが多い。せいぜい上腹部あるいは下腹部が特に不快であると言える程度である。このような症状のあいまいさは、消化器が自律神経の支配を受けており、臓器の末梢組織での神経密度も脊髄神経に比較して疎であることによる。腹部膨満感は内臓感覚の一つであり、消化管を含む内臓からの求心性情報が求心性神経線維を介して中枢神経系に伝えられることで発生することはすでに述べたが（Ⅳ-1-C 内臓痛の項参照）、内臓からの情報は内臓求心性線維を介して脊髄および脳幹に投射する。これらのうち、脊髄に投射する内臓求心性入力は内臓神経、骨盤神経を介して脊髄後根から入り、脳幹に投射する内臓求心性入力は迷走神経を介して入る。このような神経経路は内臓痛を伝える神経経路と同じである。すなわち、腹部膨満感も内臓痛も基本的には同じ神経経路を通して発現するものと考えられる。おそらく、刺激

の種類、強さ、質などの違いが両者の差をつくっているのであろうと想像される。不思議なことに、消化管自体は物理的な切断などを受けても普通痛みを引き起こさない。しかし、局所の虚血などで組織液の酸性化やカリウムイオンの放出があると、痛みが発生する。

参考文献

花岡一雄, 田中 栄, 小川節郎, ほか編. 痛みのマネジメントupdate：基礎知識から緩和ケアまで. 日医師会誌2014；143特別号（1）.

小澤瀞司, 福田康一郎監修. 標準生理学（第8版）. 東京：医学書院；2014.

Hall JE. Guyton and Hall textbook of medical physiology. 12th ed. Philadelphia：Saunders；2010.

Ikoma A, Steinhoff M, Ständer S, et al. The neurobiology of itch. Nat Rev Neurosci 2006；7：535-47.

Eisenberger NI, Lieberman MD, Williams KD. Does rejection hurt? An FRMI study of social exclusion. Science 2003；302：290-2.

Eisenberger NI. The pain of social disconnection：examining the shared neural underpinnings of physical and social pain. Nat Rev Neurosci 2012；13：421-34.

Kross E, Berman MG, Mischel W, et al. Social rejection shares somatosensory representations with physical pain. Proc Natl Acad Sci U S A 2011；108：6270-5.

Takahashi H, Kato M, Matsuura M, et al. When your gain is my pain and your pain is my gain：neural correlates of envy and Schadenfreude. Science 2009；323：937-9.

Nishino T. Dyspnoea：underlying mechanisms and treatment. Bri J Anaesth 2011；106：463-74.

Mochizuki H, Inui K, Tanabe HC, et al. Time course of activity in itch-related brain regions：a combined MEG-fMRI study. J Neurophysiol 2009；102：2657-66.

Huang ZL, Urade Y, Hayaishi O. The role of adenosine in the regulation of sleep. Curr Top Med Chem 2011；11：1047-57.

三島和夫. 睡眠・覚醒のメカニズム. 日医師会誌2015；143：2515-8.

Ⅴ 苦痛の量的評価

1. 量的評価

　苦痛の大きさを評価する方法にはいくつかの方法が考えられるが、さまざまな苦痛のなかで実際に臨床応用されているのは痛みと呼吸困難という2つの苦痛に対する量的評価だけである。その理由は、この2つの苦痛では主観的な苦痛の強さを視覚アナログ尺度（visual analogue scale：VAS）で評価することが可能で、その評価の正当性が認められているからである。実際に、VASの測定はほとんどの患者で理解可能であり、施行、評価が簡単であり、さらに再現性がよい。VAS測定とは、通常10cmの水平な直線上の左端を'苦痛なし'、右端を'想像できる最悪の苦痛'とし、直線上に患者自身が感じている痛みの程度を印してもらうものである。仮に患者が左端より3.5cmの所に印を付けたならば、患者の痛みの程度はVAS=3.5/10となり、中等度の痛みであると評価できる。VASに基本的には似ているが、患者自身に0〜10までの11段階の数字で苦痛を評価してもらうnumerical rating scale（NRS）法と呼ばれる方法もある。また、苦痛の強さを表す言葉を並べて選択させるverbal rating scale（VRS）という方法もある。呼吸困難の評価ではVASに加えてボルグスケール（コラム22）が使用されることが多い。さらに、小児などVASなどの方法の理解が難しい患者の場合、言葉で苦痛を表現する代わりに、笑顔から泣き顔までの顔を描いた6段階のスケール（face rating scale：FRC，face pain scale：FPS）を見せ、現在の苦痛に一番近い顔を選んでもらう方法もある（図39）。痛みと呼吸困難以外の苦痛でもVASをはじめとする主観的な苦痛評価方法を利用することは可能であるが、臨床応用するためには妥当性、信頼性が確認されなければならない。

numerical rating scale(NRS)

0 1 2 3 4 5 6 7 8 9 10

visual analogue scale(VAS)10cm

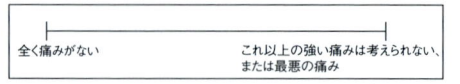

全く痛みがない　　　　　これ以上の強い痛みは考えられない、または最悪の痛み

verbal rating scale(VRS)

痛みなし　少し痛い　痛い　かなり痛い　耐えられないくらい痛い

faces pain scale(FPS)

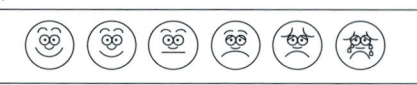

図39　各種苦痛量的評価法
〔日本緩和医療学会緩和医療ガイドライン委員会編．がん疼痛の薬物療法に関するガイドライン（2014年版）．東京：金原出版；2014より引用〕

コラム 22　ボルグスケールについて

　スウェーデンの心理学者グンナー・ボルグ（Gunnar Borg）は運動中の知覚的強さを測る最初のスケール〔ボルグスケール（Borg Scale）〕を開発し、世界中に主観的運動強度の評価スケールの概念についての知識を広めた。ボルグは、人によって感じる'つらさ'は運動の強さによって違うが、'つらさ'の主観的な範囲（最小〜最大）は個人間で等しいと仮定し、知覚の強さを数で割り当てる精神物理学的カテゴリースケールを開発した。開発最初は'つらさ'を表現する言葉と脈拍数を併せた21段階の評価スケールを作成したが、その後改良が加えられ、主観的表現の15段階からなる尺度表が使われるようになった。近年、呼吸困難の評価にも使用されるようになったが、症状の弱いほうから、呼吸困難を感じない（0点）、非常に弱い（0.5点）、やや弱い（1点）、弱い（2

点）、多少強い（4点）、強い（5点）、とても強い（7点）、非常に強い（10点）とした修正ボルグ・スケールを使用することが普通である。

2. 質的評価

痛みおよび呼吸困難に関しては'痛い'、'息が苦しい'だけではなく、それぞれの苦痛の質について検討することもできる。例えば、痛みならば、'ジンジンする'、'焼けるように痛い'、'ヒリヒリする'など、呼吸困難ならば'胸が締めつけられる'、'息が重い'、'窒息しそうだ'など、その質を言葉で表現することもできる。しかし、ここで明らかなように、質を表現するには言葉がもっとも重要となる。

3. 多元的評価

痛み評価には、痛みの量・質に加えて、心理的な要素を加味して作成されたマギル痛み質問表と呼ばれている質問表が使用される場合がある。この質問表は痛みの3側面、すなわち、'感覚-弁別''感情-情動''評価-認知'を考慮して作成されている（Ⅵ-1-B 痛みの診断の項参照）。また、行動的側面から痛みを評価する方法も考案されている。九州大学心療内科の有村達之らが考案した疼痛生活障害評価尺度（pain disability assessment scale：PDAS）は行動による痛みの評価方法であり、'買い物に行く'や'ベッドに入る、ベッドから起きあがる'など日常生活で行う20項目を4段階で評価するもので、点数が高ければ高いほど日常生活が疼痛により障害されていることを示すものである。また、呼吸困難の程度を客観的に表現する試みとしてわが国でもっとも利用されているものに、ヒュー・ジョーンズ分類（Hugh-Jones分類）（Ⅵ-2-B 呼吸困難の検査と診断の項参照）がある。

4. 苦痛負荷試験

　苦痛を負荷することによって発生する反応から苦痛を評価する方法である（コラム23）。例えば皮膚に熱や圧力を加え、最初に痛みを感じる閾値（痛覚閾値）を測定したり、もうこれ以上は我慢できない限界点（痛覚許容レベル）を測定したりする方法である（Ⅵ-1-B 参照）。機器が用いられる場合もある。

コラム 23　イグ・ノーベル賞を受賞した痛み評価の研究

　苦痛を評価するために、他人がまねのできないような研究をした研究者がいる。米国アリゾナ大学の昆虫学者Justin Schmidtは78種類もの膜翅類昆虫（蟻、蜂など）などに刺された場合の痛さを自らが被験者となって評価し、シュミット痛み指数（Schmidt sting pain index）なるものを提唱した。この指数は0から4までの5段階で痛みの強さを評価するもので、0は皮膚を貫通しない虫刺されによって発生する感覚であり、4は過去に経験したもっとも強烈な虫刺されによる痛みである。この研究でSchmidtはbullet antと呼ばれる蟻に刺される場合がもっとも痛いことを報告した。米国コーネル大学のMichael Smithはこの研究をさらに掘り下げ、虫刺されによって同じ侵害刺激が加えられても、発生する痛みの強さは刺される身体の部位によって大きく異なることを明らかにした。この研究では研究者自身がただ一人の被験者であり、頭のてっぺんから足のつま先までの身体25か所をミツバチに繰り返し刺させて、発生する痛みを評価したのである。その結果、もっとも痛くないのは頭、足の中指の先、上腕で、もっとも痛い部位は、鼻孔、上唇、陰茎であることが明らかになったのである。これら2つの研究は2015年イグ・ノーベル賞（生理学および昆虫学部門）を獲得した。この賞は人々を笑わせ、考えさせた研究や業績に対して与えられる賞である。

参考文献

井関雅子，吉川晶子，弘田博子．痛みの評価―主観的および客観的方法―．麻酔科学レクチャー 2009；1：525-9．

有村達之，小宮山博朗，細井昌子．疼痛生活障害評価尺度の開発．行動療法研究1997；23：7-15．

花岡一雄，田中　栄，小川節郎，ほか編．痛みのマネジメントupdate：基礎知識から緩和ケアまで．日医師会誌2014；143特別号（1）．

VI 苦痛の臨床

1. 痛み

A 痛みの分類

　臨床で痛みを理解しようと思うとき、痛みをきちんと分類することが必要となる。痛みの代表的な分類法として、急性疼痛と慢性疼痛に分類する方法、発生部位によって分類する方法、原因によって分類する方法などがある。

1）急性痛と慢性痛

　急性痛はなんらかの事故で怪我をした場合に発生する痛みを想像すれば理解しやすい。この場合、痛みは組織障害を引き起こすような原因がはっきりしており、組織障害の発生と同時に痛みも発生する。通常、逃避反応を起こし、傷害を最少にするように働き、損傷や疾患の存在を知らせ、交感神経・副腎髄質系が亢進する。急性痛はある意味では体に危険を知らせる信号のような働きをもっており、その学習や記憶を介してわれわれは危険から身を守ることができるのである。

　一方、慢性痛は，3カ月間以上の持続または再発，急性組織損傷の回復後1カ月以上の持続，あるいは治癒しない病変の随伴がみられる疼痛である。原因には，関節炎や糖尿病のような慢性疾患あるいは椎間板ヘルニアや靭帯断裂のような損傷があるが、はっきりした器質的障害や原因がない場合も多い。慢性痛では急性痛でみられる交感神経亢進に伴う生理学的反応は起こらず、むしろ睡眠障害や食欲障害、情緒障害が強く出現するようになる。慢性痛は病気の一つの症状ではなく、むしろ一つの病気であると

する考えもある。わが国における非がん性の慢性疼痛は約23％の有病率ともいわれ、全国でおよそ2,000万人が慢性疼痛で苦しんでいると推計される。また、がん性疼痛は慢性疼痛には属しているが、がんという特殊な病気に付随した症状の一つであり、通常の慢性痛とは別のカテゴリーに分類される場合も多い。

2）発生部位別による分類

a. 表在痛

皮膚、皮下組織、粘膜での刺激によって発生する痛みであり、局在性がはっきりしている。

b. 深部痛

筋肉、腱、関節、骨など深部組織に由来する痛みを指す。表在痛に比較すると局在性に欠けており、びまん性である。

c. 関連痛

関連痛についてはすでに述べたが（Ⅳ-1-C 内臓痛の項参照）、原因発生部位と異なる部位に起こる痛みである。関連痛は各組織自体の痛みを起こす刺激によって起き、刺激される部位が深部であるほど、刺激が強いほど、刺激時間が長いほど起こりやすいといわれている。

3）原因による分類

a. 侵害受容器性疼痛

組織が障害されるような刺激が加わり、侵害受容器が興奮することで発生する痛み。

b. 神経障害性疼痛

侵害受容器の興奮がなく、神経系の異常によって発生する痛み。例えば、帯状疱疹後疼痛のように末梢神経の損傷を基盤とし、受傷からある時間をおいて発生してくる激しい痛みである。軽微な痛み刺激でも激しい痛みと

して感じる痛覚過敏、不快な異常感覚を伴う自発痛、本来痛みを発生しない軽い触刺激でも痛みを引き起こすアロディニア（コラム24）、切断した四肢に痛みを訴える幻肢痛などがこれに含まれる。

c. 心因性疼痛

原因となる身体的異常がないにもかかわらず発生する痛み。例えば、天気が悪いと足の関節が痛くなるなど。

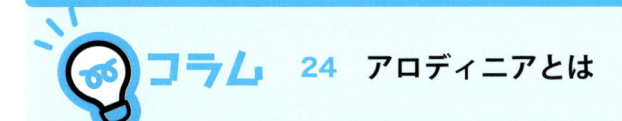

コラム 24　アロディニアとは

　アロディニア（allodynia）とは、正常な場合には痛みをもたらさない刺激で生じる痛み、あるいは刺激がどのような種類であっても、すべて疼痛として認識される感覚異常のことを指す。語源はギリシャ語の'ほかの'を意味する'allos'と'痛み'を意味する'odyne'に由来するといわれている。異痛症とも呼ばれる。具体的には、'風に当たるだけで痛い'、'服が皮膚をこすって痛い'、'腕時計が痛い'などの訴えがある。末梢神経でAδ線維とC線維の疼痛閾値低下による静的アロディニアと、Aβ線維における伝導路の変異による動的アロディニアとに分けられる。また、脊髄後角における知覚処理の変化によって引き起こされる二次性アロディニアは、慢性炎症性疾患でよく起こり、疼痛自体が疾患のように振る舞う。アロディニアの強さは、アロディニアを起こす最少刺激、および一定の刺激を加え誘発される痛みの強さで評価する。

B　痛みの診断

1）問診

　痛みの診断に問診は基本であり、特に初診は重要である。問診では表2

表2 問診における質問内容とポイント

質問内容	質問のポイント
1 痛みの原因	外傷、手術、帯状疱疹など
2 痛みの期間	1週間、1カ月、3年間など
3 痛みの強さ	我慢できる、我慢できないなど
4 痛みの頻度	間歇的、持続的
5 痛みの強さの変化	次第に増強、変わらない、次第に減弱
6 痛みの部位	手、足、体幹、胸、腰、全身、特定できない
7 痛みの性質	ヒリヒリ、ズキンズキン、ビリビリ、刺すようななど
8 痛みに与える影響など	天候が悪いと増強、疲れると増強、お風呂で改善
9 日常生活	家事不可能、仕事は可能、通学不可能など
10 過去および現行の治療法	投薬の有無、神経ブロック、手術の既往
11 合併症	糖尿病、心疾患、神経系疾患の有無など
12 家族構成・同居者	伴侶の有無、患者の世話を誰がするなど
13 損害賠償	交通事故の損害賠償、労災障害補償など

のような内容について情報を収集する。

2）検査

a. 理学的検査

痛みによる障害が身体のどの部分に生じているかを明らかにする。感覚、筋力（運動機能）、反射機能などについて検討する。症例に応じて、疼痛誘発テストを行い、診断の補助とする。

b. 痛覚閾値刺激と痛覚許容レベル刺激

皮膚に機械的刺激、熱刺激あるいは冷刺激を加えて痛みを感じ始める最少刺激である痛覚閾値刺激や、耐えられる最大の刺激である痛覚許容レベル刺激の測定を行う。

機械的刺激は過去には注射針や安全ピンなどを使用していたが、一定の刺激を与えることが難しく、最近ではフォン・フライ刺激毛が使用されることが多い。また、骨、関節、筋肉の深部組織に対しては圧痛計と呼ばれる道具が用いられることがある。熱刺激は電球の輻射熱を皮膚に当てるタ

Ⅵ　苦痛の臨床　101

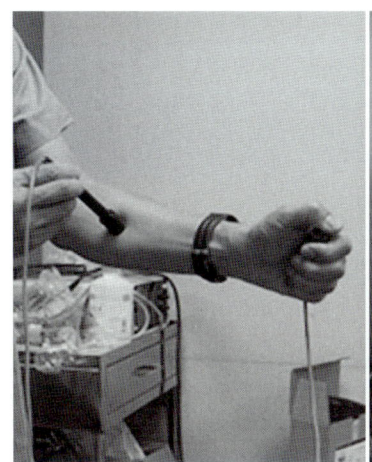

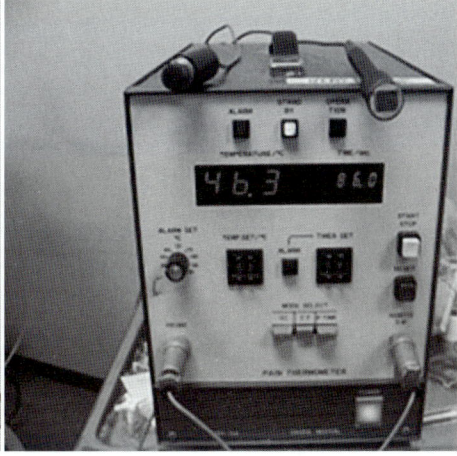

図40　**熱刺激痛覚測定装置**
　　　熱刺激プローベを皮膚に当ててプローベ温度を一定の速度で上昇させ、被験者は痛みを感じ始めた時点あるいは痛みを我慢できなくなった時点でスイッチを押す。これによって、痛みの閾値や限界点を測定することができる。

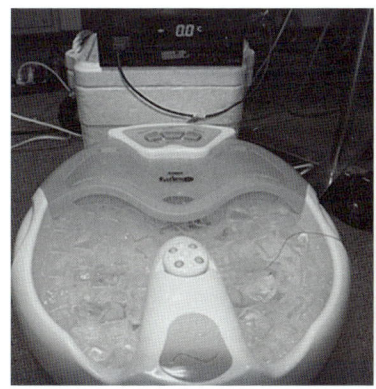

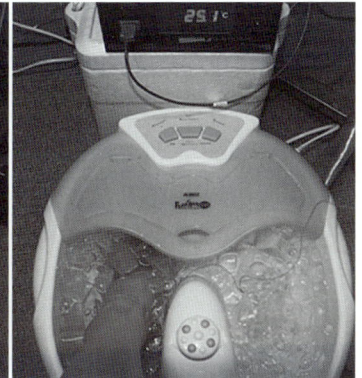

図41　**寒冷昇圧テスト（cold pressure test）**
　　　皮膚温度を測定しながら氷水の中に手や足を入れ、痛みの閾値や限界点を測定する。

イプや熱刺激プローベを直接皮膚に当てるタイプがある（図40）。
　また、冷刺激は氷水や冷水の中に手や足を入れ、痛みを感じるまでの時間を測ったり、我慢できる時間を測ったりする（図41）。

さらに最近では、経皮的な電気刺激で最少感知電流値と痛みと電気刺激の平衡を感知したときの電流値（痛み対応電流値）を測定し、痛みの程度を評価する方法もある。

c. マギル痛み質問表

痛みの強さだけではなく、痛みの質についても評価するために作成されたのがマギル痛み質問表である。78の痛みを表す言葉が20群に分けてあり、さらに1～10群は感覚的表現、11～15群は感情的表現、16群は主観的な痛みの強さ、17～20群は臨床的な補足表現からなる4つのサブクラスに分けられている。この方法は痛みを多角的に評価できる優れた方法であるが、英語でつくられたもので、日本語に翻訳することが難しいような表現もある。また、項目数が多いため回答に時間がかかり、臨床的に問題となる。これらの欠点を補う目的でマギル痛み質問表を改良した簡易型マギル痛み質問表と呼ばれるものが作成された。この質問表では痛みを表す言葉15（1～11が感覚的痛み、12～15は情動的表現）について痛みの強さを0～3の4段階で回答する。

d. 画像検査

痛みの診断のための補助となる画像診断には単純X線検査、超音波、CT、MRIなどさまざまな方法がある。これらのなかで、骨やその周辺に痛みの原因があると思われる場合のもっとも基本的な検査は単純X線検査である。

CTはコンピュータ断層撮影（computed tomography）の略でX線を利用して身体の内部（断面）を画像化する検査である。単純X線撮影より身体の細かな情報を得ることが可能である。

超音波は筋肉などの軟部組織で特に有効となる検査法であり、放射線被曝のおそれがなく、小児や妊産婦にも応用できる。

MRIとは磁気共鳴画像（magnetic resonance imaging）の略語で、MRI検査は強力な磁石でできた筒の中に入り、磁気の力を利用して体の臓器や血管

を撮影する検査である。X線などの電離性放射線を使用しないため放射線被曝はない。また、生体を構成する組織の種類によっては画像のコントラストがCTよりも高い。さらに、骨で囲まれた部位の病変はCTよりもMRIのほうが描出に優れている。特に、軟骨や靱帯は一般的にX線やCTでは評価できないため、腰椎椎間板ヘルニアや靱帯損傷、肉離れ、骨軟部腫瘍、半月板損傷など、骨以外の運動器の異常の評価に有用である。しかし、MRIで検査できる範囲は狭く、また検査時間がかかるという欠点があり、全身の検査をMRI検査で行うことはできない。

C 部位別疼痛疾患

1）頭痛

　頭痛は臨床ではきわめて一般的な症状であるが、その原因は多種多様であり、診断はそれほど簡単ではない。しかし、診断に際して忘れてはいけないことがある。それは、頭痛の原因が生命の危険性を伴う疾患に関連しているか否かを判断することである。簡単に言えば、いまある頭痛が危険な頭痛なのかどうかを診断することである（図42）。

　危険な頭痛とは、くも膜下出血、脳出血、髄膜炎、脳腫瘍、緑内障などである。危険な頭痛は、小児、高齢者に突然頭痛が発症した場合はまず考慮に入れるべきである。痛みが長期間持続し、増悪する場合は特に注意が必要である。咳、くしゃみ、排便時に痛みが悪化する、体を屈めたとき、腰を曲げたときに痛みが悪化する、あるいは頭・頸部の硬直がある場合は脊髄内圧の上昇や髄膜刺激症状の可能性がある。

　一方、頻繁に出現する頭痛で患者にとってはつらい症状でも、それほど危険性のない頭痛もある。これらは片頭痛、緊張性頭痛、群発頭痛であり、しばしば発作的に出現する。これらのうち、片頭痛と緊張性頭痛は女性に多く、群発頭痛は男性に多いという特徴がある。また、頭痛の性質も片頭

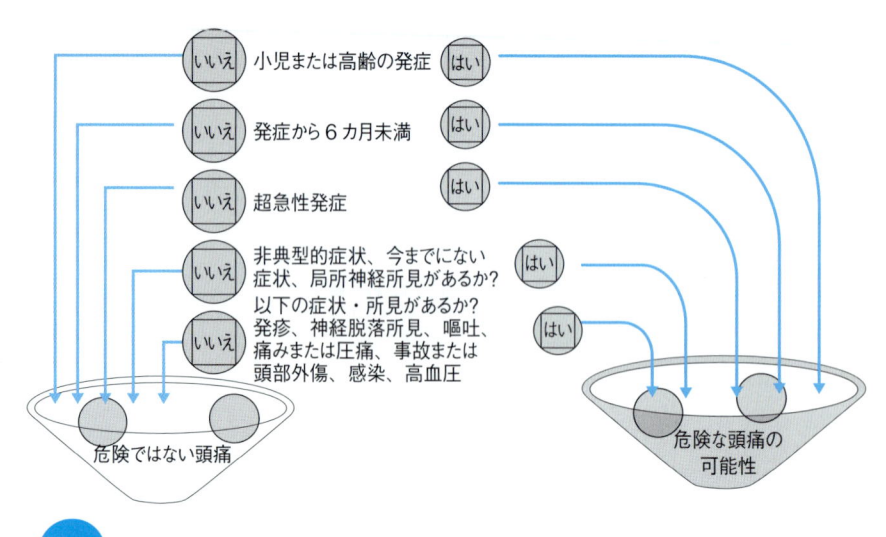

```
いいえ ── 小児または高齢の発症 ── はい
いいえ ── 発症から6カ月未満 ── はい
いいえ ── 超急性発症 ── はい
いいえ ── 非典型的症状、今までにない症状、局所神経所見があるか？ ── はい
いいえ ── 以下の症状・所見があるか？発疹、神経脱落所見、嘔吐、痛みまたは圧痛、事故または頭部外傷、感染、高血圧 ── はい

危険ではない頭痛　　危険な頭痛の可能性
```

図42　危険な頭痛の簡易診断アルゴリズム
（日本神経学会、日本頭痛学会監修．慢性頭痛の診療ガイドライン作成委員会編．慢性頭痛の診療ガイドライン2013．東京：医学書院：2013より引用）

痛は拍動的、緊張性頭痛は圧迫感や締めつけ感が強く、群発頭痛ではえぐり取られるような眼の奥で発生する激しい痛みが特徴的であり、少しずつ異なっている。これらの鑑別は治療上も必要となってくる。

2）顔面痛

a. 三叉神経痛

　会話中、食事中、洗顔中、歯磨き中などに三叉神経支配領域内（図43）に突然出現する短時間性、反復性の痛みである。痛みだけでほかの知覚障害はなく、発作がなければなんの異常もない。50歳以上で女性に発症が多い。原因は不明であるが、最近では脳内小血管や内頸動脈などが神経を接触、圧迫することで発生すると考えられている。

b. 舌咽神経痛

　三叉神経痛にきわめて似て、会話中、咳、あくびなどの最中に発作的に

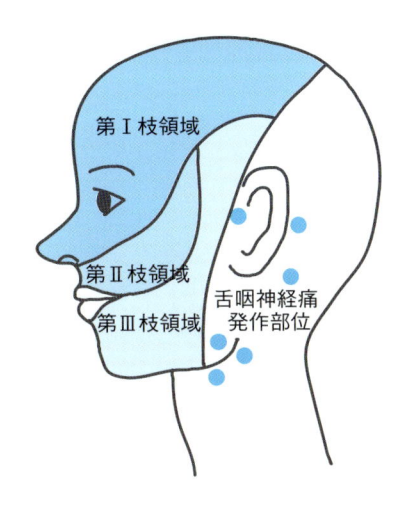

図43 三叉神経領域と舌咽神経痛の発作部位
青丸は舌咽神経痛の発作部位。

痛みが発生するが、発作は三叉神経よりは少し長く、発作部位は耳深部、耳後下部、咽喉頭部、舌根部など主に舌咽神経支配領域に発生する（図43）。原因ははっきりしないが、三叉神経痛と同様に、舌根神経と血管などの接触・圧迫ではないかと考えられている。

c. 非定型顔面神経痛

三叉神経や舌咽神経支配領域を超えた部位に発生する痛みで、若い女性に多く発生する。流涙、結膜充血、強い光に対する不快感などを伴うことも多い。痛みはやや持続性で精神的ストレス、環境の変化などで悪化する傾向がある。

3）頸部・肩部痛

a. 頸椎椎間板ヘルニア

脊椎の椎間板の変性がある状態で急性あるいは慢性の外力が加わると、椎間板の一部が正常の椎間腔を超えて突出することがある（図44）。これが頸椎で発生した場合、頸椎椎間板ヘルニアと呼んでいる。突出した椎間

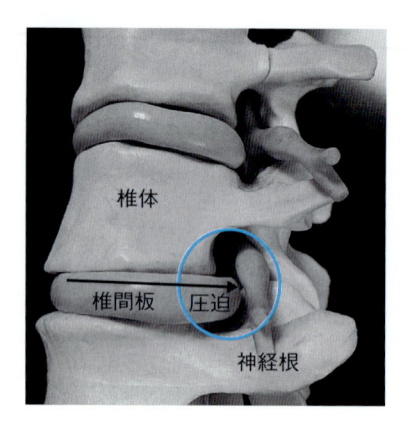

図44 腰痛ヘルニアのイメージ模式図

板が脊髄を圧迫すれば痛み、しびれなどの症状とともに、運動神経が障害された症状が出現する。さらに、膀胱直腸障害も発生することもある。

b. 頸部変形性脊椎症

椎間板の変性があったり、頸部椎体縁の骨棘形成があったり、椎体関節の変性があったりすると、局所の支配神経、神経根、脊髄が圧迫され、椎間板ヘルニアがなくても同様の頸部周辺で痛みやしびれ、筋力低下などが出現する。一つの病気というよりはいくつかの疾患の総称である。骨周辺の組織変性は年齢の影響が強く、当然ながら患者は高齢者に多い。

c. 頸部脊髄症

頸椎椎間板の退行変性、後縦靭帯や黄靭帯の弛緩や肥厚により脊髄が障害を受け、運動障害や感覚障害、反射異常などさまざまな症状が出現する疾患である。

d. 胸郭出口症候群

腕神経叢と鎖骨下動静脈からなる神経血管束が胸郭出口付近で頸肋、鎖骨、第一肋骨などや前斜角筋、中斜角筋、小胸筋などに圧迫・牽引されることで起きる症状の総称である（図45）。つり革につかまるときや、物干

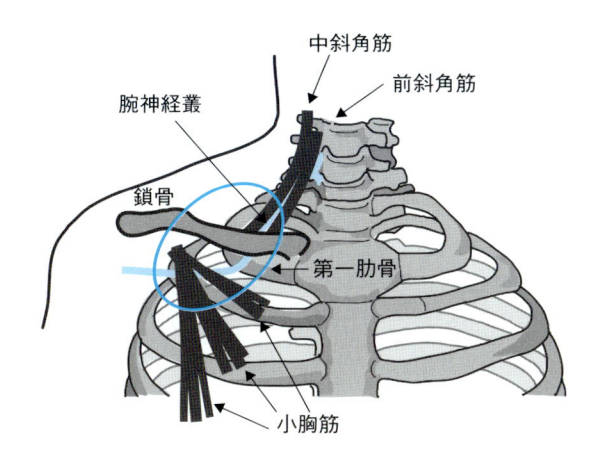

図45 胸郭出口症候群模式図

しのときのように腕を挙げる動作で上肢のしびれや肩や腕、肩甲骨周囲の痛みが発生することが多い。また、前腕尺側と手の小指側に沿ってうずくような、時には刺すような痛みと、しびれ感、ビリビリ感などの感覚障害に加え、手の握力低下や細かい動作が困難となる運動障害症状が出現する。体型的にはいわゆるなで肩の女性に多いが、筋肉質の男性にもみられる。

e. 肩関節周囲炎

肩関節の痛みを主症状とする病態であり、いわゆる五十肩といわれているものである。原因としては関節を構成する骨、軟骨、靱帯や腱などが老化して肩関節の周囲組織に炎症が発生すると考えられる。肩関節の関節包や滑液包の炎症のほかに、上腕二頭筋長頭腱炎、石灰沈着性腱板炎、肩腱板断裂などが含まれることがある。

4）胸部痛

a. 心原性胸部痛

心血管系の病変が原因で胸部痛が発生するものであり、急性心筋梗塞、狭心症、心膜炎、急性大動脈解離、肺塞栓などが主な原因となる。

b. 食道疾患

逆流性食道炎や食道潰瘍は非心原性胸部痛のなかではもっとも頻度の高いものである。その他、食道痙攣、食道アカラシア（コラム25）も胸痛を引き起こすことがある。

コラム 25　食道アカラシア

食道アカラシアは、食道の機能異常を示す疾患であり、原因は不明である。食道噴門部の開閉障害もしくは食道蠕動運動の障害（あるいはその両方）により、飲食物の食道通過が困難となり、食道の拡張が生ずる。胸のつかえ、嘔吐、背部痛などの症状がある。発症年齢は30歳代から50歳代が多いとされているが、小児の症例も報告されている。発生頻度はきわめて低い。現在において根本的な治療法はないが、漢方薬などによる薬物療法、内視鏡下バルーン拡張術、外科手術などが行われている。

---

c. 呼吸器疾患

気胸、さらに気管支炎、肺炎、胸膜炎、膿胸、縦隔炎など炎症に関連した疾患でも胸痛を発生する場合がある。

d. 頸・胸椎疾患

頸椎や胸椎の炎症、圧迫骨折、腫瘍など、あるいは肋椎関節も胸痛の原因となりうる。

e. 胸壁・胸郭疾患

胸部痛のなかで皮膚症状を伴う帯状疱疹後疼痛や遷延性術後痛の診断は容易である。また、肋間神経痛も体動、深呼吸、脊椎叩打で痛みが誘発できる特徴があり、診断は比較的容易である。

5）腹部痛

　腹部痛でも皮膚症状を伴う帯状疱疹後疼痛などの診断は容易である。しかし、腹部痛でもっとも頻度が高く、臨床的に重要なものは消化器疾患に由来する痛み、すなわち内臓痛である。疾患としては消化管の炎症、潰瘍、がんや、肝・胆・膵臓など実質臓器の炎症やがんが、さらには婦人科疾患や泌尿器科疾患も含まれ、症状も腹部痛にとどまるというよりは背部痛や胸部痛にまで広がることのほうが多い。いずれにせよ、専門医の診察が必要である。

6）背部・腰部痛

　背部・腰部は脊椎・脊髄疾患のみならず、大動脈解離のような血管系疾患、気胸や肺がんなどの胸腔臓器疾患、尿管結石や婦人科疾患が原因となる。これらのうち、頻度的にはいわゆる腰痛と呼ばれるものがもっとも多いと思われるが、慢性腰痛のうち原因が特定できるのはたかだか15％であり、85％は原因を特定できない非特異的腰痛である。非特異的腰痛では椎間板、椎間関節、腰背部の筋・筋膜などが痛みの発生源となる可能性があるが、画像所見や理学所見も乏しく診断が困難な場合も多い。いわゆる'ぎっくり腰'は急性腰痛の代表とされているが、その原因は椎間の異常、椎間関節の異常、仙腸関節の異常、神経根圧迫、靱帯損傷、筋・筋膜炎症などさまざまである。症状は突発的に発生し、痛みによる運動制限、腰背筋の反射性痙直が出現し、咳やくしゃみなどで腹圧が上昇すると脊髄内圧が上昇し、痛みが増悪する。CTやMRIの画像上明らかな椎間板ヘルニアは下位腰椎（第4および第5腰椎間、第5腰椎および第1仙椎間）で発生することが多く、神経根走行の関係から、下位腰椎では、上位腰椎に比べ、神経根症状を起こしやすい。通常、症状は、片側の下肢痛が多いが、真後ろへ突出したヘルニアの場合、両側で症状が出現する。腰痛・下肢痛は、当該椎間板ヘルニアによる神経根圧迫により生じる。腰痛のほか、下肢の疼痛、しびれ、

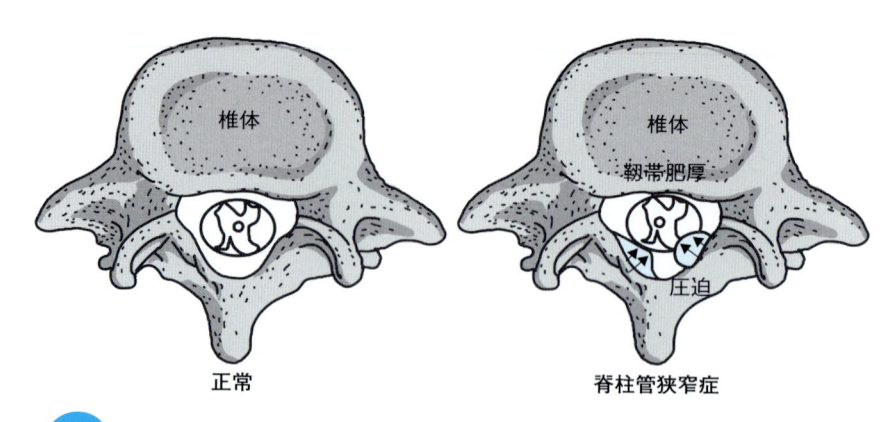

図46 脊柱管狭窄症

　場合によっては大きな浮腫がみられ、足が上げられないくらいに重くなるなどの自覚症状に加え、障害された神経の支配領域に感覚障害を呈したり、運動神経の麻痺による筋力低下を来したりすることがある。さらに、腓返りなどの痙攣も誘発しやすくなる。まれに、排尿障害を呈することもある。上位腰椎椎間板ヘルニアの場合、腰痛（いわゆる第2腰椎障害）や股関節痛（第3腰椎障害など）を訴えることもある。それ以外の場合、腰痛は訴えないのが典型的である。椎間板ヘルニアは可逆性である場合が多いが、脊柱管狭窄症（コラム26）は脊柱管の不可逆的な進行性狭窄を意味する。この場合、脊柱管を狭くするものには椎骨の変形、靱帯の骨化や肥厚などが含まれる（図46）。腰部脊柱管狭窄症は腰下肢痛を来す疾患のなかで頻度の高いものの一つであり、脊髄末端部である馬尾の圧迫がある場合は下肢ばかりではなく陰部のしびれや排尿感が出現する。脊柱管狭窄症には先天性の場合もあるが大半は後天性であり、高齢化が最大の要因である。したがって、人口の高齢化に伴い増加傾向が認められている。

> **コラム 26　脊柱管狭窄の病態**
>
> 　脊柱管狭窄は椎体の骨棘形成などの変形や靭帯の肥厚などによって生じることは明らかであるが、脊柱管狭窄のみで脊柱管狭窄症の症状を説明することはできない。これは画像的に脊柱管狭窄があってもなんら症状のない人もいることからも裏づけられる。また、典型的な脊柱管狭窄症では歩行や立位を続けると下肢痛やしびれなどの症状が徐々に悪化したり、短時間の休息で軽快する間欠跛行が特徴的に認められたりする。これらの事実は脊柱管狭窄症の症状が単純に骨棘や後縦靭帯、黄靭帯の肥厚などが脊髄や神経根を絶えず圧迫することで発生するのではないことを表している。脊柱管狭窄症の症状と姿勢には深い関係があり、反った姿勢をとると症状は悪化することが多く、逆に前屈姿勢をとることにより改善することが多い。これらは姿勢によって、脊柱管の内腔が狭くなったり、広がったりする変化が生じることに起因すると考えられる。

7）下肢部痛

　下肢部が痛む原因として主に4つの原因が考えられる。第1は椎間板ヘルニアや脊柱管狭窄症など腰椎疾患に由来する神経根症であり、通常、坐骨神経痛と呼ばれている。第2は下肢血流低下に由来するものであり、閉塞性動脈硬化症による虚血が原因となる場合と静脈瘤に伴う血液うっ滞や静脈血栓が原因となって痛みが発生するものである。第3は末梢神経障害由来の下肢痛であり、異常感覚性大腿神経痛や糖尿病性末梢神経炎などが含まれる。第4はその他に分類されるものであり、外傷や腫瘍、大腿骨頭壊死、痛風などが含まれる。

8）陰部・肛門部

　陰部・肛門部の痛みには器質的異常を伴う場合と、器質的異常がなく精神的ストレスの結果として痛みが発生する場合がある。器質的異常を伴う場合は、痔瘻などに伴った炎症痛や悪性腫瘍が原因となっている痛みがある。一方、患者が精神ストレスをきっかけとして痛みを感じるようになったと訴える場合は、同時に睡眠障害を訴えることが多い。

9）複合性局所疼痛症候群

　複合性局所疼痛症候群（complex regional pain syndrome：CRPS）は局所的に発生した損傷に引き続いて発症し、しばしば自律神経症状、皮膚症状、運動障害など複雑な症状が発現し、部位を問わないが局所的に限局して出現する慢性疼痛である。例を挙げれば、満員電車の中でハイヒールで足を踏まれ小さな傷を負ったが、その日は少し痛む程度であった。ところが日を重ねるにつれ小さな傷周辺が痛覚過敏となり、疼痛部位に浮腫、皮膚血流の変化、発汗などが出現するようになり、靴下を履くことさえできない痛みの原因となったというようなケースである。CRPSはタイプⅠとタイプⅡに分けられるが、タイプⅠは明らかな神経損傷がない場合であり、タイプⅡは神経損傷がある場合である。

10）その他（全身痛）

　部位別疼痛疾患の範疇に入らない痛みを全身痛とすると、全身痛はさまざまな疾患に付随して発生する。例えばインフルエンザで発熱したとすると、それが原因でも全身痛は発症するのである。関節リウマチも多発性筋炎も膠原病に分類されるような疾患は大抵全身痛を引き起こす。糖尿病や甲状腺機能障害のような内分泌疾患、神経筋疾患、感染症、悪性疾患、はては精神疾患までが全身痛を引き起こすのである。このように多くの疾患が痛みを引き起こすのは、痛みが生体の異変を知らせる重要な警告信号で

あり、生体保護にとって不可欠であるからである。しかし、現段階で検査値などからはどのような全身疾患にも当てはまらないにもかかわらず、激しい痛みを訴える患者がいる。これらのなかで難治疾患に分類されおり、最近特に注目されているのが、線維筋痛症と呼ばれる疾患である。この疾患は全身的慢性疼痛疾患であり、全身に激しい痛みと重度の疲労や種々の症状を伴う疾患である。男性よりも女性に多く、中高年のほうに多い病気であり、そのため自律神経失調症や更年期障害、不定愁訴などほかの病気と診断されることも少なくない。現在人口の1.66％、約200万人の患者がいるのではないかと疫学的に発表されている。全身の症状は季節的変動、日中変動があり、全身移行性である。常時全身を激痛が襲い、わずかな刺激で激痛が走ることも特徴である。患者の90％以上が不眠症状をもつ。痛みと疲労感、不眠により、患者は日常生活が著しく困難になる。症状は多岐にわたり、主なものとして関節と全身のこわばり、疲労感、全身のひどい怠さと倦怠感、四肢の脱力、不眠と睡眠障害、頻尿、下痢、月経困難、生理不順、過敏性腸症候群などの機能性胃腸障害、微熱、頻神経麻痺、痛みで体が思うように動かせないことによる全身の筋力と運動能力の低下、筋肉の激しい疲労などが挙げられる。重度では嚥下困難を起こすこともある。起き上がれず、歩けなくなる、などの身体症状のほか、悪夢、焦燥感、不安感、抑うつなどの精神的症状や、うつ症状、判断力、思考力の著しい低下、記憶を失うほどの痛みにより認知症のように記憶がなくなる深刻な症状も報告されている。足の痛みで歩けないという訴えも多く、足、手の先の冷感や灼熱感、ドライアイ、リンパ節の腫れと痛み、四肢こわばりと怠さ、関節痛、レイノー現象、光線過敏、脱毛、シェーグレン症候群（コラム27）、自覚的な関節の腫れなどの膠原病の症状を訴える患者もいる。乾燥症状も有意にみられ、喉の渇き・声嗄れなどの症状も多い。診断方法は全身に18か所の圧痛点があり、4 kgの力で押したときに11か所以上痛く、また広範囲の痛みが3カ月続いていることが条件である（図47）。11か所以

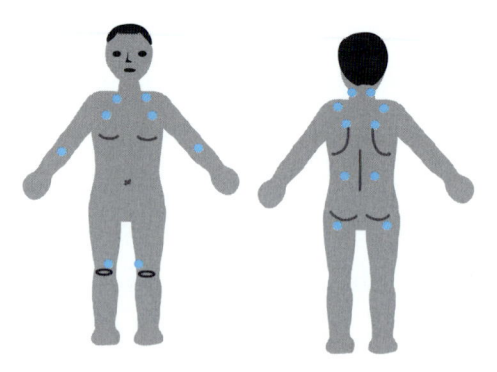

図47 線維筋痛症の圧痛点
青丸が圧痛点を示す。

上でなくても専門医の判断で線維筋痛症と診断されることもある。

> ## コラム　27　シェーグレン症候群
>
> 　シェーグレン症候群とは、1933年にスウェーデンの眼科医 Henrick Sjögren（ヘンリック・シェーグレン）が発表した論文にちなんでその名前がつけられた疾患である。40代以降の中年女性に多く、涙や唾液を分泌する外分泌腺が破壊され、目の乾燥（ドライアイ）や口が渇く（ドライマウス）が起こる自己免疫の特定疾患の一つとされている。原因については不明であるが、自己免疫応答が関与し、発症には遺伝的要素、環境要素、性ホルモンの影響なども関わると考えられている。シェーグレン症候群はほかの膠原病の合併がみられない一次性と関節リウマチや全身性エリテマトーデスなどの膠原病を合併する二次性とに大別される。基本的に対症療法が中心で、主要臓器症状（間質性肺炎、間質性腎炎、中枢神経症状など）にはステロイド剤や、免疫抑制剤であるシクロホスファミド、ミゾリビンなどが投与される。

D 痛みの治療

　痛みの治療の基本は、その痛みがもとの疾患によって二次的に発生するものならば、この原因疾患の治療を行うということである。しかし、原疾患の治療が困難な場合や、痛みの原因が不明な場合には、痛みそのものを治療する必要がある。その場合治療法は、①神経ブロック療法、②薬物治療法、③外科的療法、④放射線療法、⑤理学療法、⑥心理療法などが行われている。

1）神経ブロック療法

　痛みの治療を専門的に行うペインクリニックと呼ばれる診療施設で主な治療手段となっているのが、神経ブロックである。神経ブロックは神経活動をブロック、すなわち遮断するという意味である。実際の方法としては脳脊髄神経や交感神経、その神経節、神経叢などに針を刺入し、直接または近傍に局所麻酔薬や神経破壊薬を注入、あるいは高周波熱凝固を行うことで、神経伝達機能を一時的あるいは永久的に遮断する方法である。理想的な神経ブロックは運動機能には影響を与えず、知覚も痛みのみを遮断できる方法である。頻度が多い神経ブロック療法には以下のものがある。

a. 星状神経節ブロック（図48）

　頭頸部を支配する交感神経は上・中・下頸交感神経節からなり、下頸交感神経節は第1胸神経節と癒合し、星状神経節を形成する。一般的に、局所の痛みは交感神経活動の亢進を引き起こすが、この交感神経活動亢進は血管収縮をもたらし、これが過度になると局所の虚血を導き、これによって痛みはさらに亢進し、さらに血管収縮が増強する（図49）。つまり、痛みにとっては交感神経を介する悪循環と呼ばれるものが発生するのである。この悪循環を交感神経活動の一時的遮断で断ち切ろうとするのが交感神経ブロックである。星状神経節ブロック（図48）は交感神経ブロックの

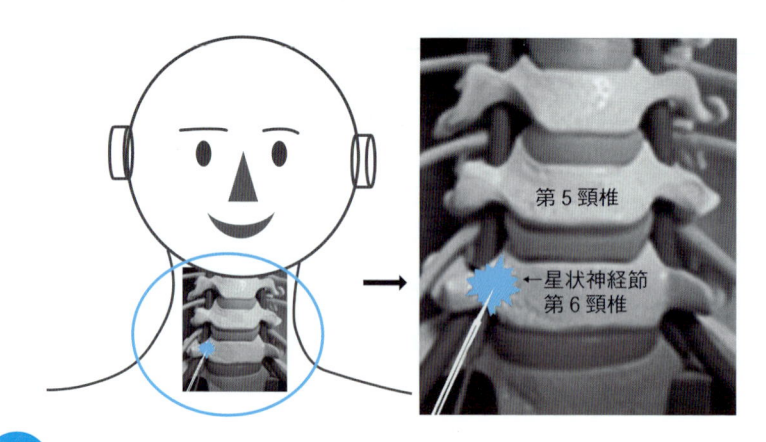

図48 星状神経節ブロック模式図

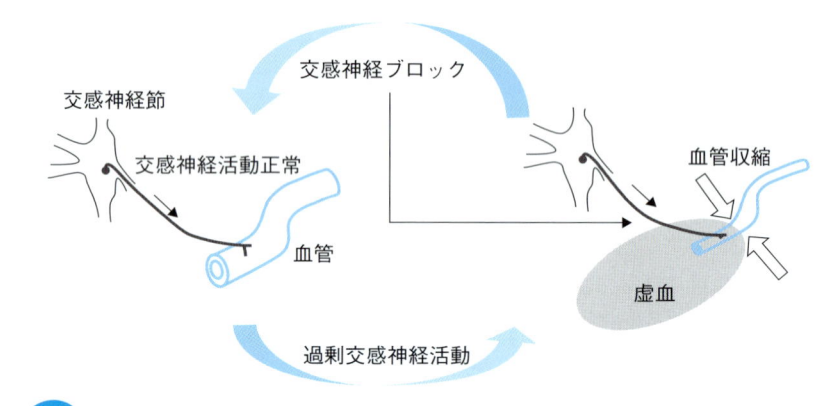

図49 過剰交感神経活動と交感神経ブロック

代表的な手法であり、悪循環の遮断が痛みの緩和に効果をもつと考えられている。この神経ブロックは頭頸部の疼痛疾患、帯状疱疹痛、上肢の末梢循環障害やそれに伴う疼痛の治療に用いられている。その他、突発性難聴や多汗症など疼痛とは関係のない疾患の治療にまで広く用いられている。これは突発性難聴の原因の一部が血流障害に、また、発汗が交感活動と関係していることに基づいている。

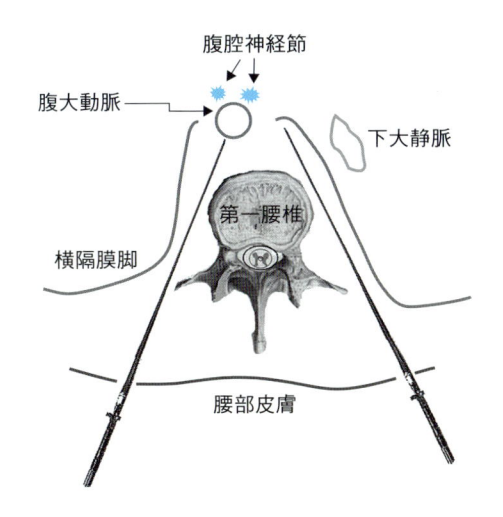

図50 腹腔神経叢ブロック模式図

b. 腹腔神経叢ブロック（図50）

　腹腔神経叢は膵臓後面で第12胸椎から第1腰椎付近に位置する大きな神経叢で、左右の腹腔神経節と大小の内臓神経、右迷走神経腹腔枝などにより構成されている（図50）。この神経叢のブロックは悪循環の改善を狙ったものというより、内臓神経内のC線維やAδ線維の遮断を目指したものである。しかし、ブロックが成功すると、多くの場合血圧低下などの副作用が出現することが多い。これは当然であるが、交感神経遮断による血管拡張によるものである。主にがん性疼痛の緩和に用いられることが多い。

c. 硬膜外ブロック（図51）

　硬膜外腔とは、脊髄を覆う硬膜と、その外側を囲む脊柱管の間にある空間のことを指し、脂肪、静脈叢、結合組織などで満たされている。硬膜の内側がくも膜下腔であり、くも膜下腔は脳脊髄液（髄液）で満たされている。手術の際に硬膜外腔に局所麻酔薬を入れて麻酔を行う方法を硬膜外麻酔法と呼び、現在でも主力となっている手術麻酔法の一つである。

　この方法は手術以外の状況下でも鎮痛を得る手段として応用可能であ

図51 硬膜外神経ブロック模式図
a. 横断面図　b. 縦断面図

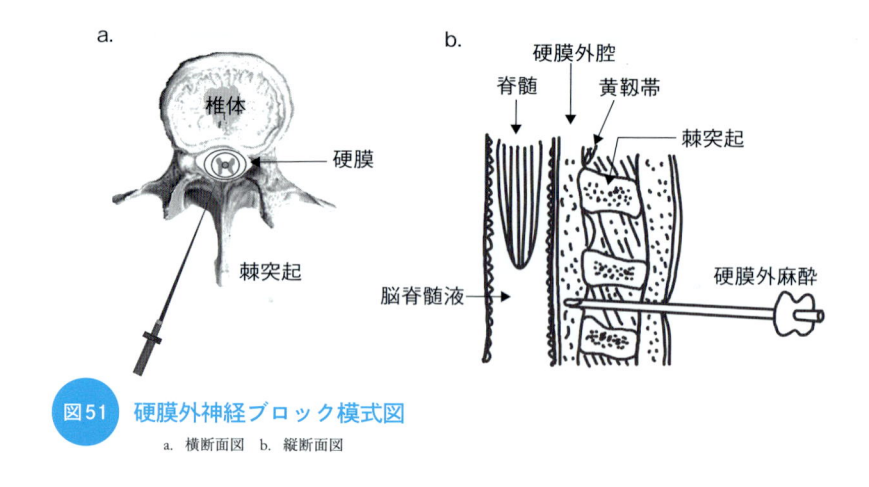

り、首から下のほとんどすべての部位で施行が可能である。通常、脊椎間で穿刺を行う方法を脊椎硬膜外ブロックと呼ぶが、仙骨裂孔で穿刺する場合は仙骨ブロックと呼んでいる。さらに、穿刺する部位が頸椎、胸椎、腰椎である場合はそれぞれ頸椎硬膜外ブロック、胸椎硬膜外ブロック、腰椎硬膜外ブロックと呼ぶこともある。薬液を注入する方法としては、ブロック針を通して硬膜外腔に硬膜外カテーテルを留置するカテーテル留置法と、穿刺した針から1回だけ薬液を注入する単回法がある。

d. 神経根ブロック （図52）

脊髄から直接出て、椎間孔から脊柱管外に出る神経は神経根と呼ばれ、神経根が脊髄腔から出る部位によって、頸髄、胸髄、腰髄、仙髄に分けられる。椎間板ヘルニアなど脊椎疾患による神経根症の痛みには神経根ブロックが用いられる（図52）。

X線透視下にブロック針を神経根に当てる方法が普及しているが、最近では超音波ガイド下で行う方法も普及しつつある。神経根やその周辺に局所麻酔薬やステロイドを注射する場合や神経根を直接的に薬物的に破壊したり、高周波凝固で焼灼したりする方法がある。

e. 椎間関節ブロック （図53）

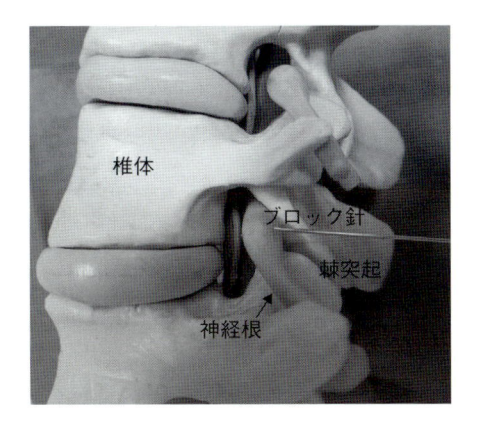

図52 神経根ブロック模式図

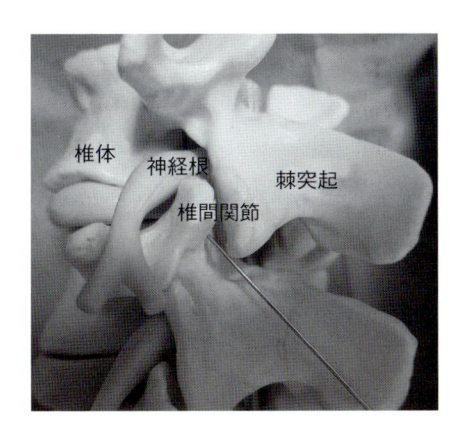

図53 椎間関節ブロック模式図

　椎間関節は硝子様軟骨で覆われた関節面、関節包、滑液膜を有しており、脊髄神経の後枝、内側枝により2〜3分節の複数支配を受けている。この関節周辺で炎症が起きた場合の治療法として、関節内および周辺に局所麻酔薬やステロイドを注入し、炎症を治める方法が椎間関節ブロックである（図53）。

2）薬物療法

　ペインクリニックでは薬物療法は神経ブロックに対する補助的役割を果たすものと考えられてきた。しかし、今日、さまざまな新しい薬物の登場で薬物治療法によって治療法の幅が広がり、痛みに対する薬物療法は重要性を格段に増した。使用される薬物は多種多様であるが、主なものは麻薬を中心とするオピオイド、非ステロイド系鎮痛薬、抗うつ薬、抗痙攣薬、中枢性筋弛緩薬などである。

a. オピオイド

　オピオイド（opioid）とは、ケシから採取されるアルカロイドや、そこから合成された化合物、また体内に存在する内因性の化合物を指し、モルヒネに代表される麻薬性鎮痛薬と麻薬の副作用や依存性を減少させるために開発された拮抗性鎮痛薬と呼ばれる一連の薬物を一緒にした名称である。がん性疼痛に対するオピオイドの投与は、わが国においても確実に定着した。しかし、非がん性の慢性疼痛に対するオピオイド使用は欧米諸国と比較して、それほど普及しているとは言いがたい（コラム28）。慢性疼痛におけるオピオイドには乱用や依存の社会的問題があり、安易な使用は慎むべきであり、最終的手段と考えておいたほうがよいような気がする。がん患者への使用時と同様に眠気、悪心・嘔吐、便秘などの副作用が出現する。わが国で現在使用可能なオピオイド製剤には表3に示すようなものがあるが、処方に際しては痛みの専門家から処方してもらうことが大切である。オピオイドの坐薬と注射は慢性疼痛には使用できないことにも留意が必要である。

表3 各種オピオイド製剤の特徴

一般名	薬理学的特徴	薬剤名	一般事項
トラマドール	オピオイドμ受容体に対する作用と下行性抑制系を賦活する作用がある	トラムセット錠 トラマールカプセル	非オピオイド鎮痛薬で治療困難な非がん性慢性疼痛、抜歯後の疼痛に適応
ブプレノルフィン	オピオイドμ受容体への親和性はほかのオピオイドより強い	ノルスパンテープ	非オピオイド鎮痛薬で十分な疼痛管理ができなかった腰痛症および変形性関節症による慢性痛が適応
コデイン	コデインが脱メチル化されモルヒネに変換され、これ鎮痛作用を発揮する	リン酸コデイン錠・末	副作用の発現率が低い
モルヒネ	主にμ受容体に作用する	塩酸モルヒネ錠・末	腎機能障害のある症例には注意
フェンタニル	モルヒネの100倍の力価がある	デュロテップMTパッチ、ワンデュロパッチ	便秘、眠気などの副作用発現率が少ない

コラム 28 慢性疼痛に対するオピオイド治療

　慢性疼痛に悩む日本人は約2,000万人とされ、成人4人に1人はなんらかの痛みに苦しんでおり、社会生活に支障を来していると考えられる。わが国において慢性非がん性疼痛患者に対する治療は長年非ステロイド系鎮痛薬が汎使用されてきたが、ようやく最近になってオピオイドが使用されるようになってきた。慢性疼痛に対するオピオイドの

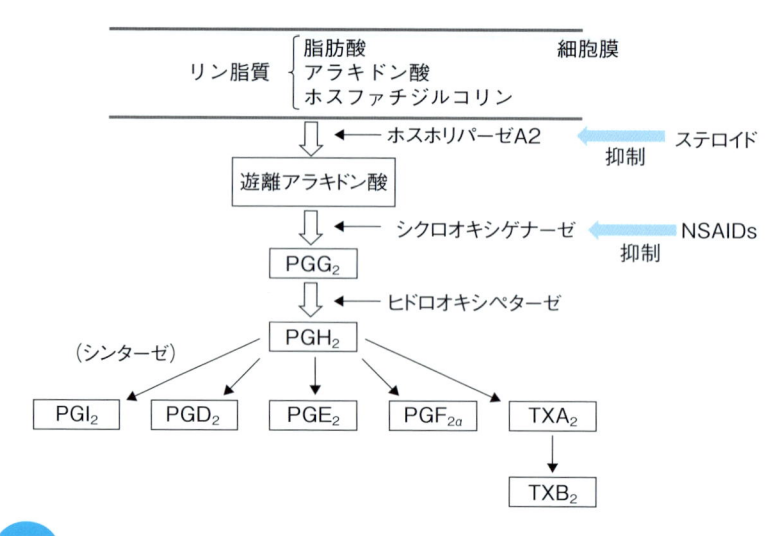

```
                        ┌ 脂肪酸
        リン脂質    ┤ アラキドン酸              細胞膜
                        └ ホスファチジルコリン
        ─────────────────────────────
                    ↓ ← ホスホリパーゼA2    ⇐ ステロイド
                                              抑制
               遊離アラキドン酸
                    ↓ ← シクロオキシゲナーゼ ⇐ NSAIDs
                                              抑制
                  PGG₂
                    ↓ ← ヒドロオキシペターゼ
                  PGH₂
         (シンターゼ) ↓
    ┌────┬────┬────┬────┐
  PGI₂  PGD₂  PGE₂  PGF₂ₐ  TXA₂
                            ↓
                          TXB₂
```

図54 アラキドン酸カスケード

使用は欧米では以前から導入されており、その問題点も明らかとなっている。最大の問題は乱用や不適切使用であるが、これらを防止するには依存リスクの高い患者を対象から除外することや医師患者間の信頼関係を十分構築したうえでオピオイド処方を行うなど、注意深い考慮が必要となる。現在わが国においては強オピオイドである内服モルヒネ剤、貼付用フェンタニルに加えて、弱オピオイドであるトラマドールと鎮痛解熱薬アセトアミノフェンの合剤であるトラムセット配合錠が慢性疼痛に使用されるようになっている。

b. 非ステロイド系鎮痛薬

非ステロイド系鎮痛薬は非ステロイド性抗炎症薬（non-steroidal anti-inflammatory drugs：NSAIDs）とも呼ばれ、いわゆる痛め止めとして、治療上もっとも頻繁に使用されている薬物である。その作用はアラキドン酸カスケードのシクロオキシゲナーゼ（cyclooxygenase：COX）という酵素を抑制する結果、プロスタグランジンの合成を阻害することにある（図54）。プロスタ

グランジンは炎症、発痛と関連しているので、これらを抑えることは抗炎症作用および鎮痛作用をもつことになるのである。また、プロスタグランジンには胃粘膜保護作用、腎血流維持作用があるが、シクロオキシゼの抑制はこれらの作用も抑制することになる。したがって、使用に際しては胃炎や胃潰瘍の発生、腎機能低下に注意しなければならない。さらに、同じアラキドン酸カスケードの下流には血液凝固や血管収縮に関与するトロンボキサン（thromboxane：TX）という物質がある。シクロオキシキナーゼはこの物質の産生を抑制することになり、その結果抗血小板機能効果が出現する。

c. アセトアミノフェン

非ピリン系の鎮痛解熱薬であるアセトアミノフェンは、アスピリンと同様にシクロオキシゲナーゼ活性を阻害することでプロスタグランジンの産生を抑制するが、その効果は弱い。そのため、NSAIDsと異なり、抗炎症作用をほとんどもっていない。解熱・鎮痛作用は中枢性であり、中枢性プロスタノイド抑制、内因性下行性疼痛抑系の活性化、内因性オピオイドの増加などが考えられているが、詳細は不明である。

d. 抗うつ薬

うつ病は脳内の神経伝達物質であるセロトニン濃度やノルアドレナリン濃度が減少することによって発症するという仮説がある。この仮説に基づき、脳内でのセロトニンやノルアドレナリンの再取り込みを阻害する薬物が抗うつ薬として登場してきた。中枢での痛みの調節機構のなかに下行性抑制系と呼ばれる系が存在するが、この系では脳内でのセロトニンやノルアドレナリン濃度の上昇が下行性抑制系を賦活するとされている（図25）。そこで痛みに対して抗うつ薬が使用されるようになり、特に神経障害性疼痛や慢性疼痛に効果があるとされている。抗うつ薬には三環系を代表として数多くの種類があるが、痛みに効果があるものは三環系抗うつ薬およびセロトニン・ノルアドレナリン再取り込み阻害薬（serotonin-norepinephrine reuptake inhibitor：SNRI）である。もっとも一般的に使用されているアミトリプチリンでは、抗うつ作用が発現されるよりも少ない量で鎮静効果が得られるとされている。副作用としては口渇、便秘、尿閉のような抗コリン作用や頻脈、低血圧などがある。

e．抗てんかん（痙攣）薬

　三叉神経痛の治療に局在関連てんかんの第一選択薬であるカルバマゼピンが有効であることは古くから知られており、その作用機序として神経細胞膜のナトリウムチャネルに作用して損傷神経における発作性異常放電や過剰興奮を抑制することが考えられている。カルバマゼピンに即効性はなく、効き始めるまでに1週間～数週間かかる。特発性全般性てんかんの第一選択薬であるバルプロ酸は片頭痛予防薬として保険適用も認められている。また、ガバペンチンは2006年以降に承認された新規抗てんかん薬である。プレガバリンはガバペンチンの神経障害性疼痛治療作用に特化して開発された薬物であり、神経障害性疼痛と線維筋痛症に保険適用が認められている。副作用としてはふらつき、胃腸障害、肝機能障害、再生不良性貧血などがある。

3）外科的療法

　神経ブロックの延長として、脊髄神経の近くに刺激電極を植え込み、脊髄後索を電気刺激することで痛みを緩和させる方法がある（図55）。これを'脊髄電気刺激療法'と呼ぶ。さらに、脊髄後根部を外科的に切断したり、胸腔鏡下に交感神経を切断したり、経皮的に椎間板を摘出する手術があるが、これらはすべて、外科的療法に入る。三叉神経痛や舌咽神経痛の項で述べたが、これら脳神経の発作痛は血管の圧迫によって生じる。したがって、これらの痛みに対して脳外科で行なわれる脳神経血管減圧術は根本的な治療法といえる。

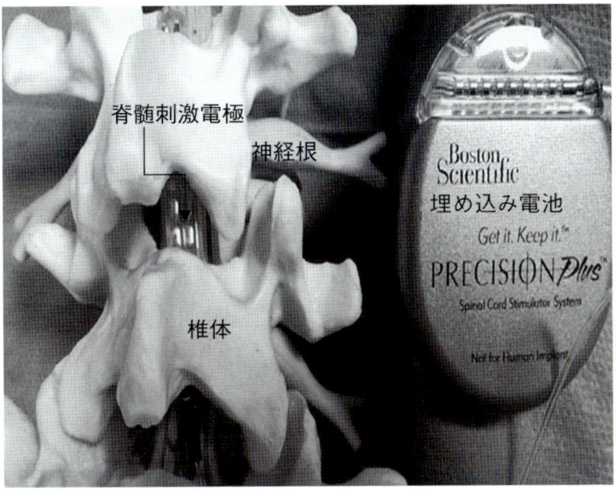

図55 脊髄電気刺激療法模式図

4）放射線療法

　がんの骨転移による疼痛や脳転移に伴う頭痛に対して、放射線照射が有効なことは以前より知られている。転移が数か所に限局していれば高エネルギー放射線を病変に照射する外照射が使用され、転移が全身に広がり外照射によるコントロールが難しい場合は内照射による鎮痛治療が行われることがある。また、脳外科の手術ができないような患者に対して、最近ではガンマナイフ（γ線照射）を用いた三叉神経痛の治療も行われるようになり、一定の効果を挙げている。これも痛みに対する放射線療法に含まれる。

5）理学療法

　慢性疼痛患者には痛みによる運動制限があり、長期に及ぶと運動機能障害が問題となることがある。これらの患者に対しては痛みの治療と同時に理学療法を行い、筋力保持や関節可動性を保つリハビリテーション医療的

手段の活用を図るべきである。理学療法は大きく物理療法と運動療法に分けることができ、前者は温熱療法、冷熱療法、電気刺激療法を含む。また、後者には関節可動域確保のために行う他動運動、筋力増強のための自動介助運動、自動運動、自動抵抗運動が含まれる。

6）心理療法

　痛みの治療で適切な診断と治療が行われた痛みに心理療法が必要となる場合はきわめて少ない。一方、難治性慢性疼痛と呼ばれる部類の痛みには心理療法が必要となる。一般的に慢性疼痛では急性疼痛にみられるような自律神経系の反応はなく、それに代わって抑うつ症状が前面に現れる。全身倦怠感や食欲不振、睡眠障害、行動意欲低下、無気力などがみられるようになった場合は抑うつ状態と考えられる。この状態でいつもと同じ治療を続けても意味がなく、積極的な心理療法が必要となる。心理療法を行うには心理テストを行い、抑うつや不安の状態を評価する必要がある。これらのテストで抑うつ状態や不安が明らかな場合は、疼痛治療とともに抗うつ薬や抗不安薬などの薬物投与を行いつつ、心理療法を行うことが推奨される。心理療法とは医師が患者の精神と心理的な問題に対して共感をもって理解し、助力を与えることで患者の精神面での改善を図ろうとするものであり、通常、精神科医、心療内科医、心理療法士の協力のもとに治療を行うものである。この療法は医師と患者の信頼関係が特に重要である。実際の治療では行動療法、認知療法、自律訓練法がしばしば使用されている。

2. 呼吸困難

A 呼吸困難の分類

　呼吸困難は生理的呼吸困難と病的呼吸困難の2つに分類することができ

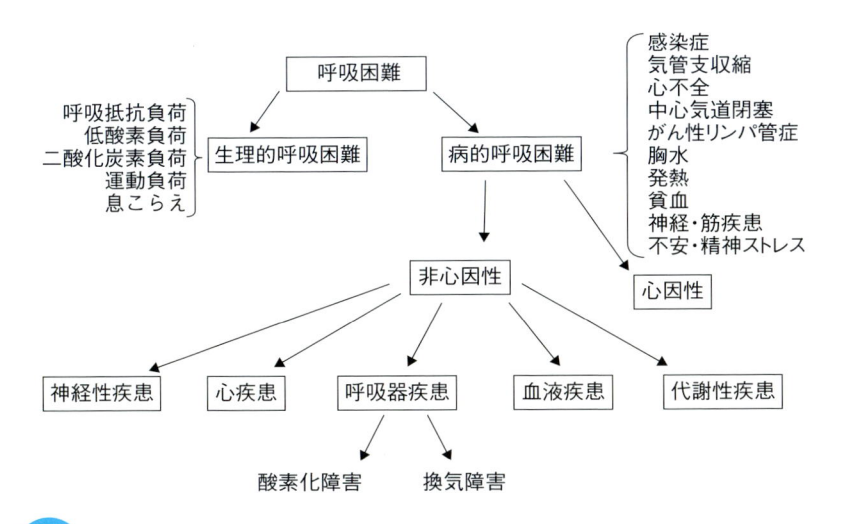

図56 呼吸困難の診断

る（図56）。生理的呼吸困難とは健康人でも感じることのできる呼吸困難であり、過激な運動時や息こらえなどで感じる呼吸困難を指す。一方、病的呼吸困難は肺炎や慢性閉塞性呼吸器疾患や心不全などで発現する呼吸困難であり、治療対象となるものである。生理的呼吸困難も病的呼吸困難も発生機序は同じであり、末梢受容器が重要な役割を果たしている。すでに述べたように、最近の知見から呼吸困難感は単一の感覚ではなく、発生機序が異なれば質の異なる呼吸困難感が発生することが明らかになってきた（Ⅳ-2-B 呼吸困難の発生機序と要因の項参照）。息こらえをした場合に発生する不快感〔空気飢餓感（air hunger）〕は喘息などの気管支収縮時に発生する胸部狭窄感（chest tightness）や呼吸筋力低下の際に発生する努力感（effort/work sensation）とは大きく異なり、識別が可能である。

B 呼吸困難の検査と診断

呼吸困難の診断には、一般的な内科的検査に加えて、呼吸機能検査（スパイロメトリー）や血液ガス分析検査、さらに呼吸困難感を直接的あるいは間接的に評価する必要がある。

1）直接的評価法

VASやボルグスケールテストなどで患者が自分自身の呼吸困難の程度を評価する。これらは安静時のみならず運動負荷時に行われる。運動負荷には6分間歩行試験やシャトル・ウォーキング試験が行われることが多い（コラム29）。

コラム 29　6分間歩行試験とシャトル・ウォーキング試験

6分間歩行試験とは患者が6分間でどれだけ長い距離を歩けるかを測定するものである。この場合、歩行中に途中で立ち止まったり、壁にもたれかかって休んだりしてもよい。この検査から得られる歩行距離は、患者さんの生活の質（quality of life：QOL）や罹患率、死亡率と関係することが示されている。シャトル・ウォーキング試験では最大歩行距離、あるいは運動時間を運動能力評価の指標としている。方法としては、9mの距離をCDからの発信音に歩行速度を合わせ、行ったり来たりする往復歩行をする。歩行速度は0.5m/sから2.37m/sまで12段階のレベルがある。この方法は6分間歩行試験よりも持久力のもっとも有用な指標である酸素摂取量との相関が高く、再現性もよいことが示されている。

表4　ヒュー・ジョーンズ分類とMRC分類の比較

ヒュー・ジョーンズ（Fletcher-Hugh-Jones）分類

Ⅰ度	同年齢の健常者とほとんど同様の労作ができ、歩行、階段昇降も健常者並にできる
Ⅱ度	同年齢の健常者とほとんど同様の労作ができるが、坂、階段の昇降は健常者なみにはできない
Ⅲ度	平地でさえ健常者なみには歩けないが、自分のペースなら1マイル（1.6km）以上歩ける
Ⅳ度	休みながらでなければ50ヤード（約46m）も歩けない
Ⅴ度	会話、着物の着脱にも息切れを自覚する。息切れのため外出できない

MRC分類

Grade 0	息切れを感じない
Grade 1	強い労作で息切れを感じる
Grade 2	平地を急ぎ足で移動する、または緩やかな坂を歩いて登るときに息切れを感じる
Grade 3	平地歩行でも同年齢の人より歩くのが遅い、または自分のペースで平地歩行していても息継ぎのため休む
Grade 4	約100ヤード（91.4m）歩行したあと息継ぎのため休む、または数分間、平地歩行をしたあと息継ぎのため休む
Grade 5	息切れがひどくて外出ができない、または衣服の着脱でも息切れがする

2）間接的評価法

　間接的評価法の代表的なものはヒュー・ジョーンズ（Fletcher-Hugh-Jones）分類と呼ばれている分類を用いて、患者の臨床的重症度を評価する方法である。これに似た分類でMedical Research Council（MRC）息切れスケールと呼ばれる分類もある。ヒュー・ジョーンズ分類は臨床重症度を5段階で評価するが、MRCスケールでは6段階で評価する（表4）。現在、わが国ではヒュー・ジョーンズ分類のほうが一般的に使用されているが、国際的にはMRCスケールが標準的に使用されている。また、特にCOPD患者を対象としてoxygen cost diagram（OCD）や、baseline dyspnea index（BDI）、transition dyspnea index（TDI）などの指標が使用されることがある。さらに、がん患者の呼吸困難評価にはcancer dyspnea scale（CDS）が使用されること

表5　原因に応じた呼吸困難の治療法

原因	治療
感染症	抗生物質、抗菌薬
気管支収縮	気管支拡張薬、ステロイド
心不全	利尿薬、強心薬
中心気道閉塞	ステロイド、放射線治療、レーザー、ステント挿入
がん性リンパ管症	ステロイド
胸水	胸腔穿刺、腹膜癒着術
腹水	利尿薬、腹腔穿刺
発熱	解熱薬
貧血	輸血

がある。

C 呼吸困難を引き起こす疾患

　病的呼吸困難は数多くの疾患で起きる非特異的な症状である。診断に際しては、異常精神状態や過呼吸症候群などが原因となる心因性の呼吸困難とそれ以外の非心因性の呼吸困難を分け、さらに非心因性では神経・筋疾患、心疾患、呼吸器疾患、血液疾患、代謝性疾患に分ける（図56）。気道や肺そのものの病変以外にも、周辺臓器、特に心臓の機能不全で呼吸困難が生じることがあることに注意が必要である。

D 呼吸困難の治療

　呼吸困難治療の原則は原因に応じた治療の施行である。例えば、心不全が原因となっている患者が呼吸困難を訴えている場合、もっとも合理的な治療法は心不全を改善することである。呼吸困難は心不全の改善とともに自然に消失するのである。原因に応じた治療法については表5にまとめてある。胸水や腹水はさまざまな理由で出現するが、その原因を治療せずに

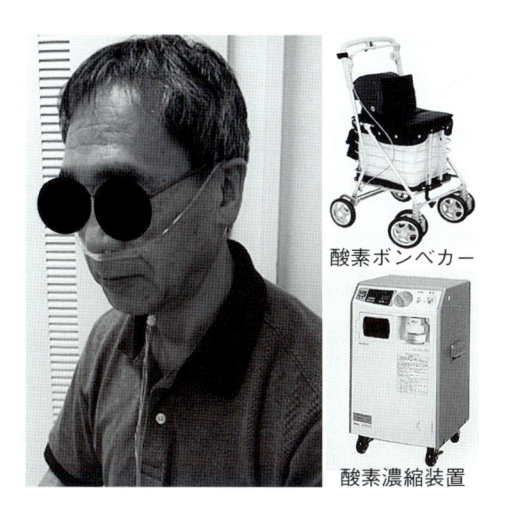

図57 在宅酸素療法（HOT）
酸素濃縮装置は空気を取り入れ酸素を濃縮する装置。酸素ボンベカーは主に移動時の酸素供給に使用する。酸素は鼻カニューレを介して供給されることが多い。

穿刺すると、穿刺直後には呼吸困難が改善するが、時間の経過とともに再び胸水や腹水は貯留し、呼吸困難も再発する。患者が末期がんや重症COPDなどで原因疾患の治療が困難か不可能な場合、症状コントロールという形で発生機序に基づいた治療が行われる。

1）酸素療法

酸素を投与することで血液ガスレベルの酸素分圧が上昇すると、末梢化学受容器活動が減少し、これによって呼吸中枢の活動も減少し、その結果呼吸ドライブの低下に伴う呼吸困難の改善が発生する。酸素療法は運動時の呼吸困難も改善するといわれており、最近では慢性呼吸不全患者に対する在宅酸素療法（home oxygen therapy：HOT）（図57）の保険適用も認められるようになっている。

2）薬物療法

　呼吸困難の薬物治療に関しては、これまで多くの治療法が提唱されているが、科学的に有効と証明されたものは少なく、わずかにモルヒネを代表とするオピオイドの有効性が認められているのみである。オピオイドは少量を全身投与することが多いが、呼吸ドライブを低下させ呼吸中枢活動を減少させること、これによって呼吸筋による酸素消費量が減少すること、さらには中枢への鎮静効果が影響していると考えられているが、いまだにオピオイドの有効性の機序は解明されていない。オピオイド以外ではコルチコステロイドや向精神薬、気管支拡張薬、去痰薬が治療に使用されている。コルチコステロイドには抗炎症作用、浮腫軽減作用による呼吸器症状の改善があると考えられている。また、向精神薬は不安や不眠の改善が呼吸困難緩和に役立つと考えられている。その他、吸入フロセミド、吸入メントールによる呼吸困難緩和作用が実験的には示されているが、臨床応用は進んでいない。

3）運動療法

　慢性呼吸器疾患に対する運動療法の効果については十分な証拠があり、運動療法を中心とした呼吸リハビリテーションは推奨すべき治療法と考えられる。特に、労作性呼吸困難の改善には役立つといわれている。しかし、実際には運動そのものができない患者や運動によって障害が強くなる患者もおり、すべての患者に運動療法が可能というわけではない。

4）肺理学療法

　腹式呼吸法による呼吸筋強化を狙った呼吸訓練や排痰法で呼吸や換気状態を改善し、患者の耐久力を高め、日常生活の向上を図ることができる。また、急性増悪予防のための自己管理能力向上を図る。これらが肺理学療法の目的となっている。

5）胸壁振動法

　肺伸展受容器や肋間筋・腱・関節などに刺激を与え呼吸困難を改善する方法である。一般的ではないが、慢性呼吸疾患患者の呼吸の位相に合わせて刺激を送り込むと呼吸困難が改善するという報告もある。

6）人工補助呼吸

　呼吸困難の発生機序が中枢-末梢ミスマッチ説で説明されることはすでに述べたが（Ⅳ-2-B 呼吸困難の発生機序と要因の項参照）、呼吸中枢の活動を人工呼吸に置き換え、呼吸中枢は休ませるというのが呼吸困難による人工補助呼吸の理論的根拠となる。十分なデータがあるわけではないが、有効であったという報告も散見される。最近は非侵襲的な人工換気療法（コラム30）が普及してきており、この方法の将来性は否定されるべきものではない。

コラム 30　非侵襲的人工換気療法

　非侵襲的換気療法（noninvasive ventilation：NIV）は、気管挿管、気管切開などの侵襲的な気道確保を行わずに人工換気を行う療法である。非侵襲的換気療法として陽圧換気を行う場合と陰圧換気を行う場合があるが、現在わが国で行われている方法は陽圧換気が主流であり、非侵襲的陽圧人工呼吸法と呼ばれている。非侵襲的陽圧人工呼吸法は、マスクやマウスピースなど、非侵襲的なインターフェイスを使用するが、その効果は、従来の侵襲的陽圧人工呼吸と同様か、それ以上のこともある。例えば、気管挿管を行う際の合併症を回避できる。また、気管チューブに関連したトラブルや人工呼吸器関連肺炎のリスクが軽減し、患者にとって会話、食事などが可能であるなど、患者のQOLの維持・向上が期待できる。欠点としては、マスクを用いて行うため、

顔面とマスクの密着度が換気効率を左右することがある。リークがあると人工呼吸は不完全なものとなる。また、頭や顔に傷や火傷がある患者には使用できない。さらに、胃内への送気、誤嚥のリスクがあり、気管内吸引ができないことも不利な点である。極端に呼吸・全身状態が不安定な患者や意識障害のある患者、自分で喀痰排泄のできない患者などには適用外となる。

3. 悪心・嘔吐

A 悪心・嘔吐の分類

　悪心・嘔吐の分類は機序の違いによって分類がなされる。これらは、脳圧上昇や脳血流低下に伴って嘔吐中枢が刺激される中枢性機序、前庭神経や消化管・骨盤臓器などの内臓からの末梢刺激によって発生する末梢機序、さらに、薬物や毒物に対する化学受容体引金帯（chemoreceptor trigger zone：CTZ）の刺激による機序の3つの機序からなっている。現在臨床上でもっとも大きな問題となっているのは悪性腫瘍の治療に関連した分類であり、これには以下のものがある。

1）症状の現れ方による分類

a. 急性悪心・嘔吐
化学療法開始後より24時間以内に出現するもの。

b. 持続性あるいは遅延性嘔吐
薬物投与後24〜48時間より始まり、持続するもの。

c. 予測（心因性）嘔吐
以前の嘔吐した体験から、嘔吐発生時の環境刺激（例えば、特定の場所、匂い、音、人物など）が大脳皮質を刺激することによって起こるといわれ、

主に精神的要因により出現するもの。

2）重症度（グレード）による分類

　悪心・嘔吐の重症度は専用の評価ツールがあり、悪心についてはgrade 1〜3までの3段階、嘔吐についてはgrade 1〜5までの5段階が設定されている。

3）療法の違いによる副作用分類

a. 化学療法による副作用

　がんの化学療法に伴って出現する悪心・嘔吐に関しては、精神的要因などによる大脳皮質からの嘔吐中枢への入力、抗癌薬によるCTZ刺激、化学療法による消化管粘膜障害に伴う内臓末梢受容器刺激の3つが考えられている。化学療法による消化管粘膜障害が起こると、セロトニンが腸管クロム親和性細胞より放出され、求心性の迷走神経、内臓神経を介して刺激が嘔吐中枢に伝えられるのである。

b. 放射線療法による副作用

　放射線によって体内の細胞が変化を起こし、壊された細胞の成分が血液または神経を介し、嘔吐中枢を刺激する。

B 悪心・嘔吐の治療

1）原因・病因の治療

　悪心・嘔吐の治療にあたってはじめに考慮すべきことは、原因となる病態を同定し、その原因・病因の治療が可能であればその治療を行うことである。例えば、明らかに乗り物酔いが原因と考えられるときには、乗り物から降ろししばらく安静を保てば、悪心・嘔吐は自然に消失する。

図58 制吐薬の作用部位

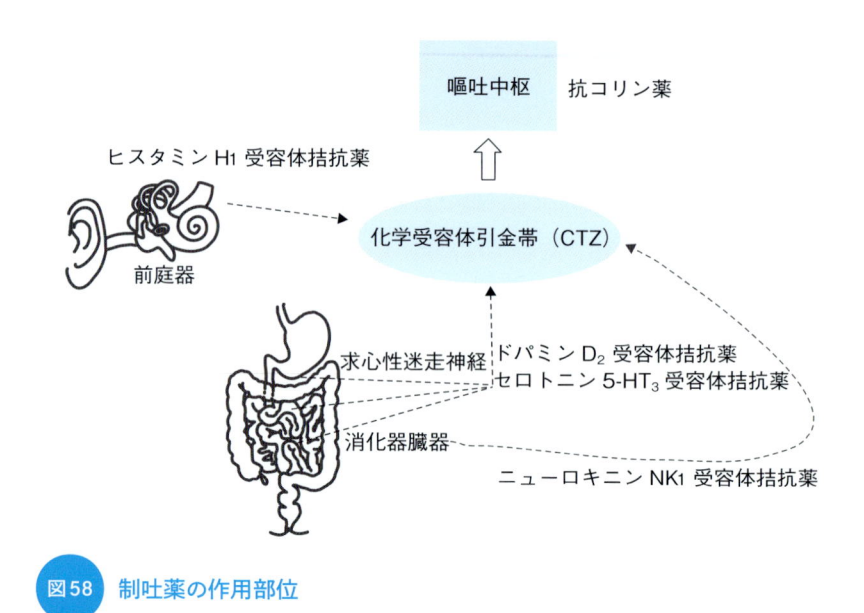

2）薬物療法

　悪心・嘔吐の治療薬としては、中脳にある嘔吐中枢に働く制吐薬、CTZに働く制吐薬、胃内容排出と腸管の蠕動運動を促す胃運動制吐薬、前庭神経からの入力を抑制する制吐薬などがある（図58）。また、悪心・嘔吐に関する受容体には，①アセチルコリン受容体，②ドパミン（D_2）受容体，③ヒスタミン（H_1）受容体，④セロトニン（5-HT_3）受容体，⑤ニューロキニン（NK_1）受容体の5つがある。それぞれの受容体に作用して制吐薬は制吐作用を発揮するので，どの臓器にどの受容体があるかを大まかに理解することが必要である。代表的な制吐薬として、抗コリン薬にはスコポラミン、D_2受容体拮抗薬にはハロペリドールおよびメトクロピラミド、H_1受容体拮抗薬にはジフェンヒドラミン、5-HT_3受容体拮抗薬にはオンダセトロン、NK_1受容体拮抗薬にはアプレピタントがある。その他、抗不安薬やコルチコステロイドが使用されることもある。

3）悪心・嘔吐時のケア

　嘔吐中は背中をさすったり、優しい言葉をかけたりして、不安や恐れを和らげるようにする。嘔吐が落ち着いたら、吐物の処理、うがいや口腔清拭を行い、リラックスのできる体位とする。食欲があり、可能ならば流動食や消化のよいものを少量口にすることはけっして禁忌とはならない。ただし、嘔吐が苦痛となる場合は、経口食物摂取は控えるべきである。

4. 全身倦怠感

A 全身倦怠感の評価

　全身倦怠感の機序は十分に明らかになっておらず、その評価方法も確立したものがない。それにもかかわらず、多くの疾患にかなり高い頻度で発生する症状である。全身倦怠感に影響を与える因子として以下に示す状態があるが、これらは単独で出現する場合も複合された状態で出現する場合もある。それぞれの状態の評価がまず必要となる。

1）貧血

　特に血液ヘモグロビン値が 8 g/ℓ 以下になる貧血は全身倦怠感に加えて、めまい、動悸、呼吸苦などの症状が出現することがある。

2）脱水・電解質異常

　急に経口水分摂取ができなくなったために発生する全身倦怠感や、急性の下痢などが原因で発生する倦怠感は治療の対象となる。また、電解質異常、特に高カルシウム血症（Ca＞12 mg/dl）、低カリウム血症（K＜2.8 mEq/ℓ）、低ナトリウム血症（Na＜125 mEq/ℓ）は全身倦怠感を悪化する要因となるので、治療対象となる。

3）血糖値異常

血糖値は高くても低くても全身倦怠感の増悪因子となる。

4）感染症

感染症や敗血症の初期に全身倦怠感が発生しやすい。

5）肝不全

肝機能の悪化、特に高アンモニア血症では顕著な全身倦怠感や眠気が出現する。

6）抑うつ

うつ状態は食欲不振、不眠に加えて全身倦怠感が出現しやすい状態である。精神的援助を含めた治療が必要となる場合が多い。

7）不眠

不眠で夜間を過ごすと翌日の全身倦怠感は増悪する。

8）薬物

オピオイドや向精神薬などの薬物投与は全身倦怠感の原因となることがある。

B 全身倦怠感の治療

1）原因疾患および増悪因子に対する治療

全身倦怠感は，さまざまな原因疾患から発生する。治療可能な倦怠感の原因疾患があれば，最初に原因疾患の治療を開始する。原因疾患が不明あるいは治療困難でも症状を起こす原因が明らかな場合、あるいは全身倦怠

感の増悪因子が考慮される場合は、これらを取り除く処置が必要となる。

2）薬物療法
副腎皮質ホルモンの投与が有効の場合がある。

3）非薬物療法
　エネルギー温存療法などの非薬物療法を取り入れることが症状緩和に有効である。意図的にエネルギー消費を調節し、安静と活動のバランスを取ることが大切である。具体的には、優先順位を設定し、倦怠感が少ない時間帯に優先順位の高いことを行うなど、患者の体調を加味しながら、もっとも大切と考える活動を優先し、1日のスケジュールを調整する。また、エネルギー消費を最小限にするための環境整備、省力化器具の使用などを検討する。また、倦怠感に意識が集中することで余計に症状を増幅させるため、気分転換、リラックス、ほかに集中できることやリラックスする方法を導入する。これには入浴・足浴、アロマセラピー、マッサージ、温罨法、音楽療法などがある。また、プログラムされた運動訓練を通じて運動療法を行うことは、肉体的予備力の減少に歯止めをかけ、倦怠感の軽減に有効とされている。この場合、個々の患者の状態に応じた運動プログラムをリハビリ専門チームと検討していく必要がある。

5．痒み

A 痒みを伴う疾患

1）蕁麻疹
　蕁麻疹は食物アレルギー、細菌やウイルス感染、物理的圧力、温度の変化、発汗などさまざまな原因で発症するが、蕁麻疹の7割以上は原因がはっき

りしないといわれている。

2）アトピー性皮膚炎

　アトピー性皮膚炎は，痒みを伴う湿疹が慢性的に繰り返す皮膚病である。いわゆるアレルギー体質の人に多く発症し、喘息や花粉症を合併することも多い。

3）接触性皮膚炎

　なんらかの外的刺激が肌に接触することで、接触した部分がいわゆる'カブレ'状態になる皮膚炎を接触性皮膚炎と呼び、一次刺激性接触皮膚炎とアレルギー性接触皮膚炎に分類される。一次刺激性接触皮膚炎では油や洗剤、アンモニアのような刺激物が皮膚の炎症を起こすのである。一方、アレルギー性接触皮膚炎では原因物質が繰り返し触れることで発症するようになる。

4）脂漏性皮膚炎

　頭部や顔面、脇の下など皮脂の分泌の多い部位によく発生し、特に頭部に発症すると痒みが強い。原因として、皮脂分泌機能の異常や、皮膚に常在するマラセチア菌（カビの一種）の関与が指摘されている。

5）多形滲出性紅斑

　発熱や倦怠感に続いて、四肢、特に手のひらや足の裏にやや盛り上がった水っぽい紅斑が多数でき、単純ヘルペスウイルスやマイコプラズマのような病原微生物、薬物、食物、内分泌異常、悪性腫瘍などに付随して起こるアレルギー反応と考えられている。

6）皮膚瘙痒症

　皮膚に発疹や湿疹がないのに痒みが出るもので、痒みのための引っ掻き傷や発赤、茶褐色の色調変化が二次的にみられることがある。肌の一部が痒くなる限局性と、全身が痒くなる全身性の2つに分けられる。限局性皮膚瘙痒症は、前立腺肥大や毛じらみ症、カンジダ膣炎、ギョウ虫症などが原因になり、全身性皮膚瘙痒症は、糖尿病や慢性腎不全、甲状腺機能亢進症や低下症、更年期障害などが原因として挙げられる。その他、精神的なストレスが原因になっている場合もある。

7）乾癬

　わずかに盛り上がった円形、あるいは楕円形のはっきりした紅斑が多数出現し、表面には厚い銀白色のふけのような鱗屑がつく。肘、膝頭、頭部、腰や臀部などが好発部位である。全身に膿疱や発熱、関節炎を伴うこともある。遺伝的素因に環境因子が加わってできるとされ、肥満、糖尿病、高脂血症などに合併するケースが多くみられる。

8）水虫・白癬症

　カビの一種である白癬菌が足の裏や手について感染すると水虫、体の表面や頭皮などに入り込み感染すると白癬症と呼ばれる。特に痒みが強いのは、足の裏と体の感染である。足の裏では小さな水泡ができたり、指と指の間が赤くなり、皮が剥け白くふやけたりすることがある。体では赤いブツブツや赤い輪が現れることが多く、いずれも激しい痒みを伴う。

9）疥癬

　疥癬はヒゼンダニという種類のダニが寄生することで発生する（図59）。病型には通常疥癬と角化型（ノルウエー）疥癬の2つがあるが、寄生数の違いによって分けられている。通常疥癬では重症の場合でも1人の患者に

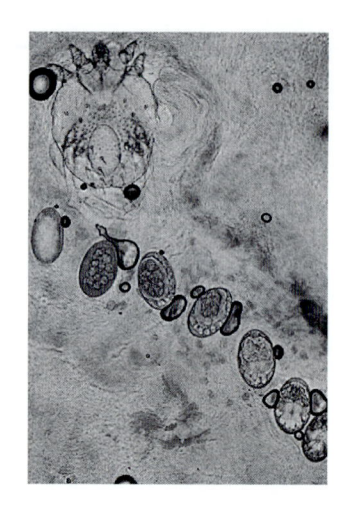

図59 疥癬感染（ヒゼンダニとたまご）

〔石井則久, 沢辺京子, 小林睦生. 介護とは. 国立感染症研究所ホームページ. URL：http://www.nih.go.jp/niid/ja/kansennohanashi/380-itch-intro.html（2015年2月12日改定）より引用〕

1,000匹程度であるが、角化型疥癬では100万～200万匹、時に500万～1,000万匹ともいわれるほどの多数のヒゼンダニが寄生する。当然、痒みは角化型で強く、感染力も強い。宿主が健康体であれば通常疥癬にとどまるが、免疫力が低下している場合には角化型疥癬になる。知られている皮膚疾患のなかで、瘙痒感は最高度である。

B 痒みの治療

1）皮膚保護と痒み対策

　皮膚の痒みに対しては、皮膚を愛護的に扱うようにしなければならない。例えば、入浴は刺激の少ないぬるま湯で可能なかぎり短時間で済ませ、石鹸はなるべく使用しないようにする。皮膚を拭くときも勢いよく擦らずにそっと叩いて水分を取り、乾かすようにする。皮膚に刺激を与えるようなナイロンや麻のタオルなどは使用しないようにする。要するに、皮膚を常

に清潔にし、乾燥を防いでうるおいを保ち、外的な刺激を避けることが大切なのである。痒いからといって掻いてしまうと'痒みの悪循環'に陥り、さらに症状を悪化させてしまう場合があることを十分理解しておくことが大切である。

2）薬物療法

　痒みに対する薬物投与は通常は外用と内服（経口）の2つに分けることができる。外用薬には、皮膚の炎症を抑えるステロイド外用薬、非ステロイド系外用薬、タクロリムス軟膏、皮膚の乾燥を防ぎうるおいを補う働きをする保湿剤などがある。外用薬を塗るときは、皮膚を刺激しないように塗ることが必要である。また、保湿薬やクリームはそれ自体がアレルギー反応を引き起こす可能性があることも考慮すべきである。痒みには抗ヒスタミン薬の内服が有効である場合が多い。しかし、第一世代抗ヒスタミン薬であるヒドロキシジン、ジフェンヒドラミンは眠気や口の渇きが生じるので、主に就寝前に使用するようにする。ロラタジン、セチリジンなど抗アレルギー薬と呼ばれる第二世代抗ヒスタミン薬は通常は眠気を起さない。重症な場合にはステロイドや免疫抑制薬が使用される場合もあるが、これらの薬物の使用には十分な注意が必要となる。また、真菌、寄生虫、細菌による感染症が原因の痒みには、特別な局所用薬または全身用薬が必要となる。さらに、難治性の痒みに対して、神経伝達物質を遮断することにより症状が改善することがある。この場合、慢性疼痛に対して使用される抗うつ薬や抗てんかん薬などが有効なことがある。

6. 尿失禁

A 尿失禁の分類

1）真性尿失禁

　先天的または後天的に尿路・尿道の括約筋機能が障害され、膀胱に尿が蓄えられなくなり、尿道より常に尿が漏れ出る病気である。先天的な原因として、'二分脊椎'や尿管異所開口、すなわち尿管が尿道括約筋よりも遠いところに開口することがある。後天的な原因としては泌尿生殖器の手術による外傷、あるいは放射線照射、長期留置カテーテルにより尿道が損傷された場合などがある。また、尿管や膀胱が傷ついて尿道膣瘻、膀胱膣瘻が形成された場合などもある。

2）仮性尿失禁

　仮性尿失禁には、以下のようないくつかの種類がある。いずれも尿路そのものには特別な異常はないものの、尿路周辺の臓器に異常があったり、精神的な障害などがあったりして、失禁が起こる場合を指す。

a. 腹圧性尿失禁

　急激な腹圧上昇時に尿道が閉鎖されずに漏れるタイプ。咳、くしゃみ、走ったり跳んだり、重い物を持ち上げたりすると起こる。特に出産を経験した中高年の女性に多くみられ（患者のうち85％が女性）、女性の尿道が短いことと、骨盤底筋の緩みが原因と考えられる。

b. 切迫性尿失禁

　尿意を覚えてから尿が漏れるまでの時間が非常に短く、我慢できず漏らしてしまうタイプ。トイレに行きたいと思ってから、下着を下ろすまで間に合わないことがある。これは、膀胱の収縮筋が過敏になり、尿が少ししかたまっていないのに、膀胱が勝手に縮んでしまうために起こる。膀胱炎、

脳血管障害、パーキンソン病などの患者に多くみられるタイプである。

c. 溢流性尿失禁

自分で尿がしたいのに尿がうまく出せないため、残った尿がじわじわと少量ずつあふれ出て漏れてしまうタイプ。排尿障害が原因となっている。主に男性に多く、前立腺肥大、糖尿病、脊椎損傷などに多くみられる。

d. 機能性尿失禁

排尿機能は正常であるが、排尿動作や判断がうまくできずに漏れるタイプ。歩行障害のためトイレに行けなかったり、トイレの場所がわからなかったり、衣服や下着を脱ぐことができなかったり、あるいはトイレで排尿できなかったりする。大脳・小脳に障害がある場合、あるいは認知症などに多くみられるタイプである。

e. 夜尿症

夜尿症は、尿路や神経系に特別な障害がなく、目覚めているときはまったく正常に排尿できるのに、睡眠中に無意識に尿を漏らしてしまう状態である。子供に多くみられる。

B 尿失禁の検査

尿失禁の診断は、'問診'、'採尿検査'、'腹部超音波検査'、および'ウロダイナミクス検査'などにより行われる。問診で、現在の日常生活や排尿状況や失禁の起こる状態を確認する。

採尿検査では尿を採取し、尿の各成分の成分分析、血球や細菌の有無などを調べて、泌尿器系の病気などを診断する。また、尿失禁の詳細を把握するために、最低3日間の尿失禁状態の記録を取り、排尿回数、時刻、尿失禁の有無、失禁時の漏れ量などを記録する。これにより、尿失禁の型が判定できるようになる。腹部超音波検査では膀胱内の残尿量を調べると同時に前立腺障害や腎臓障害などについても調べる。ウロダイナミクス検査

は、'尿流量測定'、'膀胱内圧測定'、'リークポイント・プレッシャー測定'、'尿道括約筋・筋電図測定'、および'プレッシャーフロー・スタディ'など多くの検査がある。

C 尿失禁の治療

　腹圧性尿失禁は、軽症であれば、骨盤底筋体操と薬物療法が考慮される。骨盤底筋体操は骨盤底筋をトレーニングすることによって尿漏れを防ごうとするものであり、切迫性尿失禁にも有効とされている。大部分の人に、1～3カ月くらいで目に見える効果が期待できる。薬物療法としては、'抗コリン剤'や'βアドレナリン受容体刺激薬'が主に使用される。抗コリン剤は膀胱平滑筋を弛緩させることで膀胱の容量が増加し尿漏れを防止し、βアドレナリン受容体刺激薬は尿道括約筋を収縮させ膀胱を弛緩させることで尿漏れを防ぐ作用がある。中等症から重症例では手術療法も適用となる。女性では膣と大腿の付け根に小切開をおき、尿道をテープで支えるtransobturator tape（TOT）手術が広く行われており、男性では、前立腺全摘除術後などの尿失禁に対して、人工尿道括約筋手術などが行われている。

　切迫性尿失禁の治療については抗コリン剤やβアドレナリン受容体刺激薬による薬物療法が治療の中心になっている。また、膀胱訓練と呼ばれる膀胱の容量を増やすためのトレーニングが切迫性尿失禁に対して行われている。

7. 便失禁

A 便失禁の分類

基本的には尿失禁と同様の分類がなされている。主な便失禁は以下の4種に分類されている。

1）腹圧性便失禁

咳やくしゃみで腹圧が急激にかかったときに漏れるタイプ。肛門括約筋の加齢による機能低下、事故や出産などによる損傷などが原因となる。主に、女性に多くみられる。

2）切迫性便失禁

急に便意を感じたとき、トイレにたどりつく前に我慢できずに漏れるタイプ。下痢を伴っていることが多い。

3）溢流性便失禁

便意がないのに、いつの間にか漏れているタイプ。便秘を伴っていることが多い。

4）機能性便失禁

便意はあるが歩行障害がありトイレに行けない、トイレの場所がわからない、あるいは排泄動作が間に合わないタイプ。認知症に多くみられる。

B 便失禁の診断と検査

診断は症状から明らかである。通常の大腸内視鏡検査や大腸CT検査に

加えて、肛門括約筋機能検査が行われる。肛門括約筋の働きを詳しく調べる検査としては、内圧カテーテルを用いて肛門括約筋の力を測定する肛門内圧検査と、肛門括約筋の形状を超音波画像として描き出す肛門管超音波検査がある。いずれの検査も侵襲性は低い。

C 便失禁の対策

対策は、まず食事の改善や運動、薬を利用して腸内環境を整えることが必要である。また、失禁が減るように排便をコントロールすることが重要であり、これには下痢や軟便にならないようにする注意が含まれる。排便後しばらくして失禁する場合は、排便のたびに坐薬や浣腸を使用し、直腸内の残便をなくすように試みることが有効な場合もある。突然の失禁に対しては、一時的に便の排泄を抑える肛門用タンポン（アナルプラグ）を使用することもある。分娩時の会陰裂傷などで肛門括約筋に明らかな損傷がある場合には、括約筋を縫合する手術（括約筋形成術）を行うと失禁症状の改善が得られるとされている。

8. パニック障害

健康な人でも思いがけない事態に直面すると、不安や恐怖を感じ、激しい動悸や発汗とともに息苦しくなることがある。このような状態が特に大きな原因やきっかけがないにもかかわらず発生し、このままでは死んでしまうというような強い不安感に襲われるのが'パニック発作'であり、急性のパニック発作を繰り返す病気を'パニック障害'と呼んでいる。この障害には従来から不安神経症と呼ばれていた疾患の一部を含む。パニック障害の特徴には、不安のため一人で外出したり乗り物に乗ったりすることが困難になることや、薬がよく効くことなどが挙げられる。典型的なパニッ

ク障害は、突然生じる'パニック発作'によって始まり、10分程度でピークを迎え、30分以内には収まってしまう。近年の研究によって、パニック障害の原因の多くは、心理的葛藤によるものではなく、脳機能障害として扱われるようになってきた。パニック障害の症状は、本能的な危険を察知する扁桃体が過剰な活動をして、必要もないのに体は戦闘体制に入り、呼吸や心拍数を増やしてしまう結果生じると考えられる。患者は、パニック発作に強烈な恐怖を感じる。このため、発作が発生した場面を恐れ、また発作が起きるのではないかと不安を募らせていく。これを'予期不安'という。そして、患者は神経質となりパニック発作が繰り返し生じるようになっていく。すなわち、症状の慢性化が生じるのである。さらに長期化するにつれて、症状が生じたときに逃れられない場面を回避して、生活範囲を限定する広場恐怖症（コラム31）が生じてくる。'パニック発作'と'予期不安'、'広場恐怖'はパニック障害の3大症状といわれる特徴的な症状である。広場恐怖の進展とともに、患者の生活の障害は強まり、社会的役割を果たせなくなっていく。そして、この社会的機能障害やそれに伴う周囲との葛藤が、患者のストレスとなり、症状の慢性化を推進する。症状が慢性化するとうつ病を併発することもある。

コラム 31　広場恐怖症について

　広場恐怖症とは、もし不安発作が起きたらどうしようと恐れ、また、そこに人だかりのできることを恐れる恐怖症である。したがって広場に限らず、旅行や家の外に出ること、群集、不安発作時に避難できない場所や状況などが、恐怖の対象になる。具体的には、電車やバスなどの交通機関、人ごみ、トンネル、エレベーター、地下道、橋、窓のない部屋などの狭い閉鎖空間、屋上やテレビ塔といった高所、自動車

の運転、特に高速道路や渋滞に巻き込まれたとき、あるいは会議に出席するときなどである。

　パニック障害の原因についてはまだ完全に解明されていないが、大脳辺縁系にある扁桃体を中心とした'恐怖神経回路'の過活動があるとする有力な仮説がある。恐怖や不安に関係している神経伝達物質'ノルアドレナリン'と、興奮を抑える神経伝達物質'セロトニン'とのバランスが崩れるとする説である。セロトニンの働きを強める選択的セロトニン再取り込み阻害薬（selective serotonin reuptake inhibitor：SSRI）がパニック障害に有効であることが、この仮説を補強している。

　治療法には心理療法と薬物療法がある。また、有害・依存性のある薬物乱用を併発している場合には、薬物乱用の治療が優先される。心理療法としては曝露療法と認知療法が知られている。曝露療法は広場恐怖にもっとも効果のある治療法である。通常は広場恐怖の対象を段階づけし、容易な段階から挑戦して、回避しないことで徐々に慣れる。できたらその上を目指すというやり方で行動練習を行う。認知療法は不安の予兆に対し、いつも最悪の事態を予測してしまうクセに気づき、"これはいつもの不安だ、短時間で自然に治まる"などと言葉にして自分に言い聞かせることによって認知の修正を行う方法である。薬物療法では、発作の抑制を目的に抗うつ薬、特にSSRIが用いられ、また不安感の軽減を目的にベンゾジアゼピン系抗不安薬が用いられることもある。ベンゾジアゼピンには即効作用という有利な点もあるが、依存症のリスクも存在する。

9. 心的外傷後ストレス障害

　心的外傷後ストレス障害（posttraumatic stress disorder：PTSD）は、犯罪被害、

災害などが契機となり起きる精神障害である。症状は、①再体験（侵入）、②回避・精神麻痺、③覚醒度と反応性の著しい変化の3大クラスターに分けることができる。①再体験（侵入）にはフラッシュバック（コラム32），悪夢の反復・想起刺激による心理的苦痛・身体生理反応が含まれる。過去の事故や事件を思い出したときに気持ちが動揺したり，身体生理的反応（動悸や発汗）を伴ったりする。要するに、すっかり忘れたつもりでいる事件や事故のことなどが、ふとしたときに、恐怖、苦痛、怒り、哀しみ、無力感などいろいろな感情が混じった記憶として蘇るのである。②回避・精神的麻痺とは、トラウマ体験に関連する記憶、思考、感情やそれらを呼び起こす人・会話・場所・物事・状況への回避である。つらい記憶を思い出すきっかけを無意識のうちに避けようとして、行動が制限されて通常の日常生活・社会生活が送れなくなることが多いのである。また、同時に幸福や満足、愛情を感じることができなくなり、趣味や日常の活動に興味や関心がわかなくなり、感情が麻痺したようになり、将来のことにも否定的になる。③覚醒度と反応性の著しい変化は、イライラ感、無謀または自己破壊的な行動、過度の警戒心、ちょっとした物音などにもひどくビクッとするような過剰な驚愕反応、集中困難、睡眠障害からなる。PTSDの生涯罹患率は、男性で5％、女性で10.4％であり、女性が男性の約2倍となっている。また、自然災害などの同じトラウマ体験にさらされた場合のPTSD罹患率は、女性が男性の約4倍に達するといわれている。さらに、PTSD患者は、うつ病、PTSD以外の不安障害などにかかる率が80％以上ともいわれており、PTSDはほかの精神症状を合併しやすい疾患といってもよい。

コラム 32 フラッシュバック

フラッシュバックとは、PTSDの症状に伴い、主に映像や音などの'感覚記憶が再生される心理現象'をいい、具体的には頭の中に過去の情景が蘇ったり、聞こえないはずの音や言葉が聞こえたりしてしまうことを指す。PTSDの研究はベトナム戦争の遺産であり、ベトナム戦争から無事帰還したアメリカ兵のなかに、不安や恐怖、睡眠障害、幻覚様症状、フラッシュバックといった精神症状の苦痛を訴える人が大勢現れたことが研究の発端となった。ベトナム帰還兵の約30％がPTSDを発症したといわれている。この研究の蓄積が、現在、災害や犯罪、戦争やテロ、家庭内暴力や幼児虐待の被害者に活かされている。

　PTSDの大きな特徴は、過去のトラウマ体験が悪夢やフラッシュバックなどの形で現在も続いてしまうことである。心の傷の回復と、つらい症状の軽減が治療の目標となり、過去のトラウマ体験を過去の出来事として終了させることが、治療のゴールとなる。実際の治療としては心理療法と薬物療法が挙げられる。心理療法では、通常は断片化されているトラウマ体験時の記憶をつなぎあわせて記憶を再構築したり、原体験と似た状況を人為的に作り出してトラウマを再体験したりするなどの手段を使う。これを持続エクスポージャー療法ということもある。意識から払いのけたい衝動が生じるトラウマ体験を直視できるように手助けすることで現実と向き合い、出来事が消化できるまで治療を続ける。つらい症状には薬物による治療も行う。使用される薬物としては、SSRIをはじめとする抗うつ薬や抗不安薬、気分安定薬や、そのほかにもいろいろな薬を症状にあわせて使用する。また、PTSDが慢性化する要因として、家族や友人などからのサポートの欠如、発症までの期間が長いこと、生活環境のストレスが大きいこと、

アルコールなど脳に作用する物質の乱用、うつ病などほかの心の病気の存在が挙げられている。

10. うつ病

　気分障害（mood disorder）は、気分に関する障害をもつ精神疾患の一群であり、うつ病（うつ病性障害）と躁うつ病（双極性障害）など広範囲な精神的疾病がこの名称にあてはまる。厚生労働省の'患者調査'によると、気分障害の総患者数は、平成20年には104.1万人となっている。これは気分障害が国民の間ではありふれた病気であることを示している。いわゆる'うつ病'は気分障害の一部を占める疾患であるが、心の苦痛という点では代表的な精神疾患である。うつ病患者の自殺率は15〜25％とされており、かなり高い確率で自殺に走るケースがみられる。また、世界保健機構（World Health Organization：WHO）の統計によると、世界中の自殺者のうち30％は気分障害（うつ病）を患っていたとされといる。日本でも自殺者の約60％がうつ病を患っていたと考えられており、これだけの人が死を選択せざるをえないほどの心の苦しみをもったと考えられる。うつ病では抑うつ気分や興味または喜びの消失に加えて、自殺への思い以外にもさまざまな症状が出現する。例えば、食欲の減退や増進、不眠や睡眠過多、精神運動の制止や強い焦燥、疲労感、集中力低下などが挙げられる。頭痛、口渇、便秘・下痢、呼吸困難感、心悸亢進などのさまざまな身体症状を伴うことも多い。また、慢性疾患にはうつ病が合併しやすいことが知られており、がんの約20〜38％、糖尿病の約25％、冠動脈疾患の約16〜19％にはうつ病が発症するといわれている。うつ病の病態生理としては、なんらかの遺伝的要素をもつ人に心因的あるいは身体的なストレスが加わると、脳内のモノアミン代謝障害が発生し、ニューロンなどの変性はなくても、うつ病が発病するとされた。しかし、最近の脳画像診断の進歩により、うつ病の一部では

海馬が委縮することがあることが明らかにされ、従来の定説は覆される可能性がある。

　うつ病の治療として処方される薬は、ベンゾジアゼピン系薬剤を中心とする抗不安薬と、抗うつ薬の2つに大きく分かれる。抗不安薬は服用して数十分で効き目が出ることが多いが、大量を長期間続けることの問題も指摘されている。一方で抗うつ薬は、服用してから効果があるまでに数週間〜数カ月かかるが、うつ病への薬物療法の中心となることが多い。抗うつ薬には、三環系抗うつ薬、四環系抗うつ薬、SSRI、SNRIなどがある。十分な量を十分な期間服用することが大切である。薬物療法以外には、認知行動療法、心理療法などがある。また、一般的な注意として、十分な休息を取ること、重大な決断は先に延ばすこと、周囲は励まさないようにして見守ること、などが挙げられる。修正型電気痙攣療法（electroconvulsive therapy：ECT）は、全身麻酔下で頭皮から電流を流し、痙攣を起こす。数種類の薬物療法が無効で、症状が重い場合に適用となることがあり、有効性が確かめられており、副作用も少ない治療法である。

11. 苦痛軽減のための緩和医療

A 緩和医療の定義と目標

　WHOの2002年の定義によれば、"緩和ケアは、生命を脅かす疾患による問題に直面する患者とその家族に対して、痛みやその他の身体的、心理的、社会的な問題、さらにスピリチュアル（宗教的、哲学的なこころや精神、霊魂、魂）な問題を早期に発見し、的確な評価と処置を行うことによって、苦痛を予防したり和らげたりすることで、QOLを改善する行為である"とある。すなわち、緩和医療とは、生命あるいは人生を脅かす疾患による問題に直面している患者およびその家族のQOLを改善するアプローチで

あり、可能なかぎり最高のQOLを実現することがその目標となっている。

B 緩和医療の歴史

現在、死期が近い患者に対して苦痛緩和を目的としたターミナルケアを行う施設をホスピスと呼んでいる。ホスピスとは元来中世ヨーロッパで誕生したもので、巡礼者、疲れた旅人、貧困者、孤児、病人などを泊め、安らぎや必要な援助を行う修道院や小さな教会などの宿泊所を指していた。このような宿泊施設では宗派・信条を問わず、援助を必要とするすべての人を受け入れていた。すなわち、欧米ではホスピス運動はキリスト教活動の一環として、修道院や教会を中心として発展してきたのである。19世紀にはアイルランドのダブリンに、治療不可能な末期の病人に慰めと安らぎを与えることを目的とした病院とは異なる施設が修道尼によって設立され、現在のホスピスに近いものが出現した。その後ホスピス運動は徐々に普及したが、1967年にシシリー・ソンダース（Cicely Saunders）が聖クリストファー・ホスピス（St Christopher's Hospice）を設立したのち、末期患者に対するホスピスの地位が確立した（コラム33）。

コラム 33　ソンダースとホスピス運動

　20世紀の3人の偉大な女性のなかの一人シシリー・ソンダースはもともと看護師であったが、のちにソーシャルワーカーとなり、末期がん患者との出会いをきっかけとして医師を志した。これは彼女が33歳のときである。1957年、39歳のときに医師となった。その後、末期がん患者の鎮痛薬による痛みの研究に取り組み、1967年に聖クリストファー・ホスピスを設立した。これがのちのホスピス運動の模範となり、

> 聖クリストファー・ホスピスはホスピス運動の世界の中心として知られるようになった。

　ソンダースはがん患者から痛みを取り除くことがもっとも大切だと考え、定期的な投薬法が効果的だということを発見した。現在がんの疼痛除去のために広く行われているブロンプトン・ミクスチャーの定期的投与は、ソンダースの研究がもとになっている。またソンダースは、末期がん患者のケアには身体的な問題のみでなく全人的なアプローチが必要であると説き、ホスピスにおけるケアの方法として、以下の5点を強調した。①患者を一人の人間として扱うこと、②患者の苦しみを和らげること、③不適切な治療、必要のない検査はしないこと、④家族のケアもすること、⑤チームでケアにあたること。これらの姿勢が現在でも末期がん患者のケアの基本となっている。

　20世紀後半からWHOが中心となって世界中のあらゆる国に存在するがん患者を痛みから解放する運動が進んだ。1986年にはWHO方式がん疼痛治療の第1版が発表された。WHOはがんの痛みの治療に際して、治療の5原則を提示した。これらは以下のようなものである。①経口投与を基本とする（by mouth）：投与が簡便で、場所も費用も安い経口投与できる鎮痛薬を使用する、②時間を定めて定期的に投与する（by the clock）：持続的な痛みには鎮痛薬の定時投与で対処する、③3段階の除痛ラダーに沿って投与する（by the ladder）：薬物の選択にあたっては非麻薬性鎮痛薬から強オピオイド薬まで疼痛の強さに応じて使用する（図60）、④患者に見合った個別的な量を投与する（for the individual）：鎮痛薬に対する個人的な違いを考慮する、⑤患者に見合った細かい配慮をする（with attention to detail）：患者への情報提供、患者の心理状態の把握、適切な教育や指導などを行い、適宜、適切な鎮痛薬への変更や鎮痛補助薬の追加を考慮する。このWHO方式の

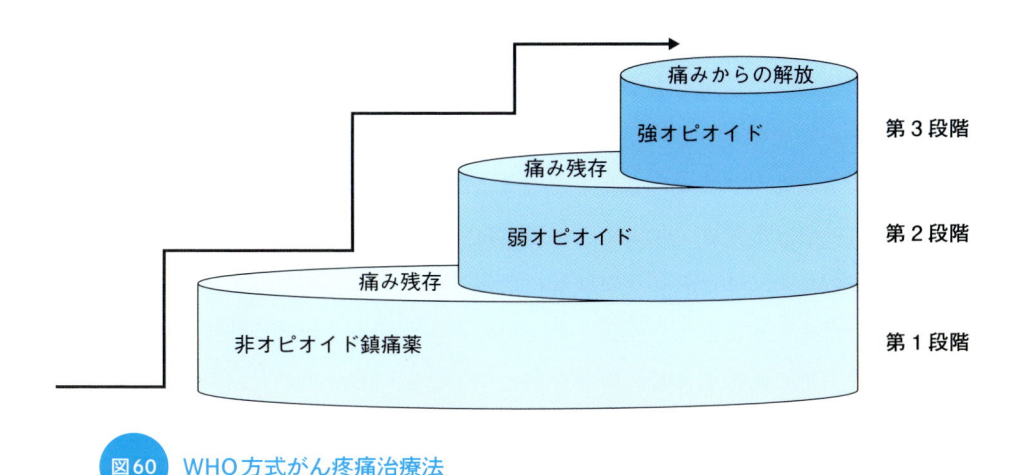

図60 WHO方式がん疼痛治療法

がん疼痛治療法は現在の緩和医療の基本となっている。

　緩和医療はごく最近まで、ターミナルケアとして主に末期がん患者などに対して、治癒や延命ではなく痛みをはじめとした身体的、精神的な苦痛の除去を目的とした医療を意味する場合が多かった。しかし、近年の緩和医療の発達を受け、がん診断初期から積極的治療として並行して行うべきであるとされ、さらにはがん以外の疾患への拡大が行われるようになった。

C 緩和医療の今後

　キリスト教を中心として発展してきたホスピス運動をそのままわが国に当てはめるのが難しいことは誰でも理解できるであろう。特に無神論者や無宗教者が多い現代の日本人は、魂の叫び、自己存在への苦悩あるいは霊的苦痛と呼ばれる苦しみに弱いのではないだろうか。このような苦しみに対処するには宗教家やきちんとした教育や人生を送ってきた援助者が必要となるが、緩和医療の現場にはそのような援助者が絶対的に不足している。現在、緩和医療はがん治療の一部と位置づけられており、がん診療連携拠

点病院と呼ばれている病院には、緩和ケアの専門チームがある。また、病院内に緩和ケア病棟をもつ病院も増加している。しかし、緩和ケアが必要なのはがん患者だけとはかぎらない。欧米ではがん以外のエイズのような疾患でも緩和ケアを受けることができる施設が多数あるが、わが国ではがん以外の患者を受けつける施設は比較的少ない。

　日本のホスピスや緩和ケア病棟は圧倒的に絶対数が不足している。これを補う意味で在宅医療が推進されているが、住宅事情が悪く、少子高齢化社会の進行など社会環境の変化が激しいわが国においての在宅医療はけっして容易に推進できるものではない。また、人的パワーの面でも、医師を含め、看護師、コメディカルなど、すべての領域で緩和ケアの分野では人手不足である。さらに、大都市や地方中核都市に緩和ケア施設やホスピスが集中する傾向があるために、地域差が大きいのも緩和ケアの特徴の一つである。実際問題として、遠隔地や離島の住民にとって、緩和ケアの充実化は机上のプランにすぎない。20世紀の後半から現在まで、わが国のホスピス緩和ケアはホスピス・緩和ケア病棟のような施設から発展してきた。これからのホスピス緩和ケアは患者家族の希望を踏まえ、病院で完結するあり方から住み慣れた家庭や地域で療養しながら生活を送ることができるように地域を基盤としたあり方に変える必要がある。このような考えに基づき、日本ホスピス緩和ケア協会は以上3点を提案している。

1. がん診療拠点病院を中心に、ホスピス・緩和ケア病棟と緩和ケアチーム、在宅療養支援診療所等との地域連携のためのネットワークを作ること
2. ホスピス緩和ケアにおけるケアの質を保証すること
3. ホスピス緩和ケアに対する国民の理解を深め、地域の医療従事者等への教育研修の支援体制を作ること

12. 尊厳死と安楽死

　苦痛をいかに緩和できるかは、人類が有史以来考えてきたことである。日本人ならば誰でも知っていると思うが、武士には切腹がつきものである。当然ながら、腹部を切開しただけでは人は即死しない。江戸時代以前の武士は割腹ののち、自ら喉を突き通すこと、あるいは心臓を刺すことが正式な作法であったようである。しかし、それでも簡単には死ねなかったようである。武士がのた打ち回る姿はどう見てもあまり格好がよいとはいえないであろう。江戸時代になると切腹は刑罰の一つとして確立され、と同時に儀式化し、場合によっては美学の対象ともなったのである。江戸時代の武士の切腹には切腹する本人とそのそばに立つ介錯人が同席するようになったのである。介錯人の役割は切腹者の負担を軽減し、また即死できない本人が醜態を見せることのないよう、背後から首を斬って切腹を手伝うことである。介錯の不手際は切腹人を苦しめるのみならず、面目を失する行為とされたため、介錯人には剣の達人と呼ばれる人が選ばれたようである（コラム34）。頭部を完全に切断せず首の皮一枚で胴体につなげた状態とするのは、胸の前にぶら下がった頭の重みで切腹者を前のめりの状態で死なせる配慮があったからである。これは身分のある日本の武人は前向けに倒れて死ぬものとされてきたからである。"名誉を守り美しく死にたい"。この武士の願いは現代の尊厳死や安楽死と呼ばれる死にかたと共通するものがあるのではないだろうか。

> **コラム 34　三島事件**
>
> 　1970（昭和45）年11月25日に、国際的な名声をもつ日本の作家、三島由紀夫が、憲法改正のため自衛隊の決起（クーデター）を呼びかけたのちに割腹自殺をした事件が三島事件といわれる事件である。このとき、三島ら楯の会メンバー5名は市ヶ谷の自衛隊駐屯地を訪問し、陸上自衛隊東部方面総監を拘束した。その後三島はバルコニーで自衛官に演説を行ったのち、割腹自殺を図ったのである。その後の解剖所見によれば、三島の切腹はへそを中心に右へ5.5センチ、左へ8.5センチの切創、深さ4センチ。左は小腸に達し、左から右へ真一文字、小腸が50センチほど外に出るほどの堂々とした切腹であったとされているが、介錯には三度失敗したとされており、三島は相当苦しんだことが想像できる。

　尊厳死（death with dignity）とは、人間が人間としての尊厳を保って死に臨むことであるとされている。しかし、日本において具体的に尊厳死とは何かを明確に答えることができる人は少ない。これはわが国では尊厳死が法制化されていないからである。日本尊厳死協会は、尊厳死を"不治かつ末期の病態になったとき、自分の意思で延命措置を中止し、人間としての尊厳を保ちながら迎える死"と定義している。また、日本尊厳死協会は尊厳死の宣言書によって以下の3つを生前に意志表示すること（これをリビング・ウィルという）を提唱している。

1. 単に死期を引き延ばすためだけの延命措置の拒絶
2. 十分な緩和医療の施行
3. 回復困難な持続的植物状態に陥った際の生命維持措置の停止

日本尊厳死協会による運動は徐々に認識され、リビング・ウィルの法制化も検討されるようになってきたが、これに強く反対する運動も存在する。例えば、'安楽死・尊厳死法制化を阻止する会'という団体は、尊厳死という名のもとに殺人や自殺幇助が一般化する可能性があると主張している。現在、多くの医療現場において、蘇生措置拒否（do not resuscitate：DNR）の承諾と呼ばれている一種の生前意思表示が行われているが、これは死を覚悟した患者ないし家族によって、容態が急変し心停止に至っても、心肺蘇生法を行わないで静かに看取ってほしいという意思表示である。これもある意味では延命措置をしないで、静かに自然の死を迎えるという尊厳死に通じる考え方である。しかし、尊厳死の定義は国によっては異なり、日本の尊厳死の定義が世界中で共通というわけではない。例えば、米国オレゴン州の尊厳死法（Oregon Death with Dignity Act）という法律では、末期患者が医師から処方された致死薬を自分で飲んで生命を絶つことを認めている。つまり、末期患者に対する医師による自殺幇助を認めているのである。事実、最近全米を揺るがすような報道があった。これは激しい苦痛に悩まされているブリタニー・メイナード（Brittany Maynard）という末期がんの若い女性が、自らの意志で死ぬことを決め、米国で医師による自殺幇助が合法とされるオレゴン州に家族とともに移り、自ら予告した2014年11月1日に自宅寝室で家族らと穏やかに最期を迎えたというニュースである。これを単なる自殺と呼ぶのか、あるいは尊厳死と呼ぶのか、あるいは安楽死と呼ぶのかは議論の多いところである。自殺とは自分で自身の命を断つことであるが、わが国では医師が処方した薬を飲んで自殺した場合にはそれを処方した医師は自殺関与・同意殺人罪に相当し、ブリタニー・メイナードの例は明らかに刑法で裁かれることになる。一方、日本尊厳死協会の提唱している尊厳死はこれにはあたらないと考えられる。

　WHOによれば、世界で毎年100万人が自殺しているおり、各国で自殺は死因の10位以内に入り、特に15〜34歳の若い年代では3位以内になっ

ている。わが国における自殺者は毎年3万人弱であるが、15〜34歳の10万人当たりの死亡率からみると欧米と比較して圧倒的に高い数字となっている。例えば、欧米先進国の若い世代の死亡率は10%程度であるが、わが国の同世代の死亡率は20%を上回るほどである。これら若い世代の自殺は多くの問題をつくりだし、特に経済損失の問題は大きい。自殺によって損なわれる経済的損失も数十億ドル規模にのぼるといわれている。宗教の違いも尊厳死や安楽死さらには自殺の考え方の違いに関連しているようである。キリスト教では基本的に、自殺は重大な罪であるとされる。自らの命を奪う自殺者というのは、一人の人間を殺したことになるという説明である。イスラム教でも自殺は原則禁じられている。しかし一方で、聖戦（ジハード）の犠牲者は天国へ行くという概念があり、自殺を伴う攻撃が正当化されることがある。これらの宗教に比較して仏教は自殺に関してはやや寛容なようである。病院内での自殺はそれほどまれではない。例えば、医療事故を医療に関わる場所、医療の全過程において発生するすべての人身事故と定義すると、米国では病院内医療事故の1位あるいは2位が自殺であるという報告がある。また、10年前（2005年）に行われた日本医療機能評価機構による調査では、精神病床をもたない一般病院の575病院中30%の病院（170病院）で自殺発生があり、自殺総数は347件であった。また、その自殺者の入院理由となる疾患は、35%が悪性腫瘍（がん）であった。

　ここで自殺、尊厳死、安楽死の関係をもう一度考えてみることにする。そもそも尊厳死とは人間が人間としての尊厳を保って死に臨むことである。したがって、死ぬ人が末期がんであるか、健康な人であるかは問題でない。人間らしく死んでいくためにはどうすればよいか、どうするべきかが問題なのである。江戸時代の武士が切腹する場合でも、切腹そのものは自殺行為であるが、当時の考えで美しく死ぬ方法として介錯人が必要だったのであろう。安楽死は苦痛を長引かせないことを主眼に、意図的あるいは人為的に死なせることと考えると理解しやすい。こうすると、先に述べ

た武士の介錯を含めた切腹という作法は自殺であり、尊厳死であり、安楽死であることになる。

　安楽死を行為の違いから分類すると、積極的安楽死と消極的安楽死の2つに分類できる。切腹で介錯人が行ったのは積極的安楽死である。それでは貧血で血圧が低下したがんの末期患者に昇圧剤を投与しない、あるいは輸血をしない行為はどうなるか。これは消極的安楽死にあたると考えられる。簡単に言うと、積極的安楽死は死なせることで、消極的安楽死は死ぬに任せることである。では、人工呼吸器につながれている末期がん患者の人工呼吸器を止めることはどうか。この場合は人工呼吸器への依存度によって難しい。一般的に人工呼吸を停止したのち10分程度で死亡すれば積極的安楽死であるが、人工呼吸を停止したあともわずかに残った自発呼吸で1時間程度は心停止に至らなければ消極的安楽死といえよう。日本尊厳死協会が求めている尊厳死は消極的安楽死の法制化に近いものと思われるが、これは末期医療の現場では以前よりかなり一般化しているというのが本当であろう。また、最近わが国のいくつかの施設で行われている鎮静療法（コラム35）はむしろ積極的安楽死に近いと思われる。

コラム 35　鎮静と安楽死の違い

　日本緩和医療学会の鎮静療法の定義は、1）患者の苦痛緩和を目的として患者の意識を低下させる薬物を投与すること、あるいは、2）患者の苦痛緩和のために投与した薬物によって生じた意識の低下を意図的に維持することであり、睡眠障害に対する睡眠薬の投与は鎮静に含めない。また、意図せずに意識の低下が生じた場合、意識低下を軽減させる処置を行う場合は、鎮静に含めないとしている。また、鎮静様式には、①持続的鎮静と、②間欠的鎮静があり、①は中止する時期をあ

らかじめ定めずに，意識の低下を継続して維持する鎮静であり、②は一定期間意識の低下をもたらしたあとに薬物を中止・減量して，意識の低下しない時間を確保する鎮静としている。鎮静水準には深い鎮静と浅い鎮静があり、当然ながら深い鎮静ではコミュニケーションがまったく取れない状態となる。また、鎮静と安楽死は、意図（苦痛緩和 vs. 患者の死亡）、方法（苦痛が緩和されるだけの鎮静薬の投与 vs. 致死性薬物の投与）、および成功した場合の結果（苦痛緩和 vs. 患者の死亡）の3点において異なる医療行為であるとしている。

現在、安楽死あるいは尊厳死を認めている国はオランダ、ベルギー、スイス、ルクセンブルク、米国（一部の州）、台湾である。オーストラリアでは一部の地域（北準州）で一時認められたが（Ⅳ-4 痒みの項参照）、現在は廃止されている。安楽死や尊厳死を認めている国においても、その内容的にはかなりの差がある。例えば、オランダは安楽死先進国とされているが（コラム36）、実施方法には2通りの方法があるという。一つは医師（多くは家庭医）が処方した致死薬を服用して死亡する場合であり、もう一つは医師が致死薬を注射して死亡させる場合である。

コラム 36　オランダにおける安楽死の実態

オランダでは末期がん患者以外の患者の安楽死も合法化されている。これは生命終結が許容される条件の一つに、身体的苦痛もしくは精神的苦痛が、患者にとって主観的にも耐えがたいかもしくは深刻である場合という項が含まれているからである。事実、絶望的で耐えがたい苦しみと医師に理解されれば、安楽死が認められる場合も少数だがあるという。オランダの安楽死法は2002年に施行された。患者からの要

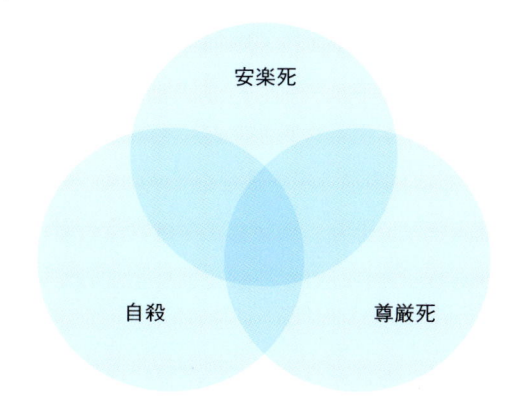

図61 安楽死、尊厳死、自殺の関係

請、絶望的で耐えがたい苦しみがある、ほかに合理的解決策がない、独立した医師によるセカンド・オピニオンなど6要件を満たせば、緩和医療の一環として医師が安楽死を処置できる。患者の生命を終わらせた医師に対して、刑法の自殺幇助罪や嘱託殺人罪は問われない。このような安楽死が認められた背景として、個人の自己決定の尊重や、関係者が納得できるまで対話を尽くす国民性が挙げられている。安楽死の是非を判断し、処置を担う医師の多くは、家庭医と呼ばれるかかりつけの医師である。患者の心身の状態や病歴、家族環境、生活環境など全体像をつかんだうえで判断する。2012年度にオランダで報告された安楽死は4,118人。このうち家庭医が処置をしたのは3,777人に及ぶ。安楽死を求めた人のうち、3,251人が末期がんなどの患者であり、残りは認知症42人を含む非がん患者である。

また、スイスでは医師が薬物を処方し、死を選択した患者が自ら使用する形式の安楽死が認められているが、患者は外国人でもよく、それを支援する団体も存在する。そのため、2008〜2012年に31カ国の計611人（12〜97歳）が安楽死の目的でスイスに渡航したとの報告がある。さらに、ベ

ルギーでは安楽死を認める最低年齢を定めない法律がある。これは子供の安楽死を合法化していることになる。もちろん、子供には耐えがたい肉体的苦痛があり、その子の'正常な判断能力'と親の同意があることを条件としている。アジアでは台湾だけが尊厳死を2000年より合法化しているが、適用は末期がん患者だけであり、無駄な延命処置はしないとする消極的安楽死に近い形式である。これは日本尊厳死協会が求めているものに近いと思われる。

　いずれにせよ、自殺、尊厳死、安楽死の関係には切っても切れない関係があり、それを図で表せば、図61のようになる。

参考文献

恒藤　暁．最新緩和医療学．大阪：最新医学社；1999．

花岡一雄，田中　栄，小川節郎，ほか編．痛みのマネジメントupdate：基礎知識から緩和ケアまで．日医師会誌2014；143特別号（1）．

宮崎東洋．ペインクリニック—痛みの理解と治療—．東京：克誠堂出版；1997．

大塚藤男（上野賢一原著）．皮膚科学（第9版）．京都：金芳堂；2011．

日本緩和医療学会緩和医療ガイドライン作成委員会編．がん疼痛の薬物療法に関するガイドライン2014年版．東京：金原出版；2014．

日本緩和医療学会緩和医療ガイドライン作成委員会編：がん患者の消化器症状の緩和に関するガイドライン2011年版．東京：金原出版；2014．

Jeffreys M, Capehart B, Friedman MJ. Pharmacotherapy for posttraumatic stress disorder: review with clinical applications. J Rehabil Res Dev 2012; 49: 703-15.

日本緩和医療学会緩和医療ガイドライン作成委員会編．苦痛緩和のための鎮静に関するガイドライン2010年版．東京：金原出版；2010．

シャボットあかね．安楽死を選ぶ：オランダ・「よき死」の探検家たち．東京：日本評論社；2014．

児玉真美．死の自己決定権のゆくえ：尊厳死・「無益な治療」論・臓器移植．東京：大月書店；2013．

エピローグ

　実質的な研究生活が終わって早くも3年が経過した。研究から遠ざかると研究中に積み込んだ知識は薄くなる一方であり、まだ頭が働くうちに知識の整理をしなければならないという気持ちになった。苦痛を取り除くというのが自分の仕事と自分に言い聞かせて今でも臨床の現場で働いているが、さまざまな苦痛を抱えたままの患者さんが多いことには今さらながら驚かされる。医療者の第一の使命は苦痛を取り除くことであり、その立場からは苦痛の発生機序を正しく理解することが必要である。前作の'呼吸を科学する'に続いて'苦痛を科学する'というタイトルの本を執筆することになったが、前回同様、専門家以外のすべての医療者が理解できるような内容の本を執筆する気持ちで書いた。この本を読んで、日ごろの疑問を少しでも解決するようなことに貢献できれば、たいへん嬉しく感ずる次第である。

索　引

あ
アクチビン　27
アセトアミノフェン　123
アデノシン　82
アプレピタント　136
アラキドン酸　122
安楽死　72, 159-166

い
痛み　2
痛み関連脳領域　56
異端糾問　8
飲水中枢　87

う
ウェーバー比　41

え
エンケファリン　31
エンドルフィン　31, 53

お
嘔吐中枢　66, 134-136
オピオイド　120-122, 132, 138, 156
親指締めつけ機　17
オレキシン　45, 81, 82, 85
オンダセトロン　136

か
疥癬　71, 141
海馬　26, 30, 56
化学受容体引金帯　66, 134
化学伝達物質　44
覚醒系神経核　80
覚醒中枢　80
下行性疼痛抑制系　37, 53, 72, 121, 123
可塑性　44
ガバペンチン　124
カルバマゼピン　124
関連痛　51, 98

き
急性完全尿閉　76
急性痛　97
胸郭出口症候群　106
強化刺激　23
恐怖記憶固定化　27
恐怖反応　24-31

く
苦痛　2
苦悩の梨　18
グレリン　86

け
ゲートコントロール説　34, 52
幻覚　30, 83, 152
幻聴　30

こ
高周波熱凝固　115
コウノトリ　20
広汎性侵害抑制調節　35, 54
拷問　5-21
拷問官　8
拷問器具　13-21
呼吸筋の長さ-張力不均衡説　62
骨盤底筋体操　146

さ
在宅酸素療法　131
サイトカイン　79
サブスタンスP　45

し
シェーグレン症候群　113
シクロオキシゲナーゼ　122
視交叉上核　81
失禁　73-76, 144-148
シナプス　43, 51
志布志事件　12
シャトル・ウォーキング試験　128

宗教裁判　8, 15
順応　42
消去学習　27
消極的安楽死　163
条件刺激　24, 26
情動記憶　28
食道アカラシア　108
心因性疼痛　99
侵害受容器　41, 47, 52, 98
侵害受容器性疼痛　98
神経障害性疼痛　98, 123
訊杖　10

す
睡眠系神経核　80
睡眠中枢　80
睡眠物質　82
頭蓋骨粉砕機　17
スティーブンべき関数　41
ストレスホルモン　30
スペインの蜘蛛　19

せ
星状神経節　115
生体時計　80
青斑核　53, 80
生理的疲労　77
積極的安楽死　163
摂食中枢　85
線維筋痛症　113
遷延性術後痛　108
線条体　33, 57, 72
先天性無痛無汗症　69-71

そ
想起　27, 151
側坐核　31-33
尊厳死　159-166

た
帯状疱疹後疼痛　98, 108
体性感覚　26, 40, 50
大脳辺縁系　26, 33, 49, 150
大宝律令　10

ち
中枢化学受容器　60, 64
中枢性疲労　78-80
中枢-末梢ミスマッチ説　62, 133
長期記憶　26

つ
痛覚閾値刺激　100
痛覚許容レベル刺激　100
釣責　11

て
鉄の処女　16, 20
テレジア刑法　17

と
頭頂葉内側部楔前部　72
疼痛　2
特殊感覚　40
トラウマ体験　151

な
内臓感覚　40, 89
内臓求心性神経　50

に
ニューロン　43-45, 48, 54, 79, 81, 82, 153
尿意　50, 73-77, 144
認知行動療法　154

の
脳画像診断　30, 54, 153
ノンレム睡眠　84

は
肺イリタント受容器　59
肺伸展受容器　59, 133
排尿　73-77, 110, 145
排尿中枢　75
排尿調節中枢　75
排便　73-77, 103, 148
白癬症　141
パニック障害　23, 27, 148-150
パブロフの条件反射　23
張付台　14

ひ
非ステロイド性抗炎症薬　122
ヒゼンダニ　141
引っ掻き反射　69
ヒュー・ジョーンズ分類　93, 129
病的疲労　77
広場恐怖症　149

ふ
ファラリスの雄牛　6
複合性局所疼痛症候群　112
腹部膨満感　89
腹腔神経叢　117
踏絵　5
フラッシュバック　151
プレガバリン　124

へ
便意　50, 73-77, 147
扁桃体　25-34, 149
弁別閾　41

ほ
報酬系　32, 57, 72
縫線核　37, 53
ホスピス　155-158
ポリモーダル受容器　47
ボルグスケール　91, 128

ま
マギル痛み質問表　93, 102
魔女裁判　8
末梢化学受容器　60, 61, 131
末梢性疲労　78
慢性痛　97

む
鞭打　9-11, 13

め
メラトニン　81, 85

ゆ
ユダの揺りかご　15

り
リビング・ウィル　160

れ
レプチン　86
レム睡眠　84

ろ
牢問　11

欧文
Aδ線維　36, 47-52, 70, 99, 117
C線維　36, 47-52, 59, 69, 70, 99, 117
DNR　161
ECT　154
PTSD　23, 29, 150-153
SNRI　124, 154
SSRI　150, 152, 154
TOT手術　146
VAS測定　91, 128

《著者略歴》

著者氏名　　西野　卓（ニシノ　タカシ）
生年月日　　昭和22年2月22日
現住所　　　〒157-0065　東京都世田谷区上祖師谷1-23-4

昭和47年3月	千葉大学医学部卒業
昭和47年6月	医師免許
昭和47年6月	千葉大学医学部附属病院医員（研修医）
昭和48年4月	文部教官千葉大学助手（麻酔科）
昭和49年7月	Royal Victoria Hospital（Montreal）麻酔科レジデント
昭和50年4月	麻酔科標榜医
昭和52年4月	千葉大学医学部助手（第2生理学講座）
昭和52年7月	University of Pennsylvania, Postdoctoral fellow
昭和56年6月	医学博士（千葉大学）
昭和56年7月	千葉大学医学部講師（第2生理学講座）
昭和57年4月	千葉大学医学部附属病院講師（麻酔科）
昭和58年1月	麻酔指導医
昭和60年8月	国立がんセンター手術室医長
昭和63年9月	臨床修練指導医
平成4年7月	国立がんセンター東病院麻酔科医長
平成6年8月	千葉大学医学部麻酔学講座教授
平成13年4月	千葉大学大学院医学研究院麻酔学領域教授
平成24年3月	定年退職
平成24年4月	国際医療福祉大学臨床研究センター　公益財団法人化学療法研究会化学療法研究所附属（化研）病院院長

苦痛を科学する —ひとの苦しみを理解する話— ＜検印省略＞

2016年2月5日　第1版第1刷発行

定価（本体 3,200 円＋税）

　　　　　著　者　西　野　　　卓
　　　　　発行者　今　井　　　良
　　　　　発行所　克誠堂出版株式会社
　　　　　〒113-0033　東京都文京区本郷 3-23-5-202
　　　　　電話（03）3811-0995　振替 00180-0-196804
　　　　　URL　http://www.kokuseido.co.jp

ISBN978-4-7719-0453-8　C3047　￥3200E　　印刷　新協印刷株式会社
Printed in Japan ©Takashi NISHINO, 2016

- 本書の複製権・翻訳権・上映権・譲渡権・公衆送信権（送信可能化権を含む）は克誠堂出版株式会社が保有します。
- 本書を無断で複製する行為（複写，スキャン，デジタルデータ化など）は，「私的使用のための複製」など著作権法上の限られた例外を除き禁じられています。大学，病院，診療所，企業などにおいて，業務上使用する目的（診療，研究活動を含む）で上記の行為を行うことは，その使用範囲が内部的であっても，私的使用には該当せず，違法です。また私的使用に該当する場合であっても，代行業者等の第三者に依頼して上記の行為を行うことは違法となります。
- JCOPY　＜（社）出版者著作権管理機構　委託出版物＞
  本書の無断複写は著作権法上での例外を除き禁じられています。複写される場合は，そのつど事前に（社）出版者著作権管理機構（電話 03-3513-6969, Fax 03-3513-6979, e-mail：info@jcopy.or.jp）の許諾を得てください。